Weiterbildung im Gebiet Innere Medizin

Impressum:
Dipl.-Kffr. Ourania Menelaou
Stellv. Geschäftsführerin
Deutsche Gesellschaft
für Innere Medizin e.V.
Irenenstr. 1
65189 Wiesbaden

Tel: 0611 205 804 00
Fax: 0611 205 804 046
Email: info@dgim.de
Home: www.dgim.de

Mit freundlicher Unterstützung der
Springer-Verlags GmbH

Layout und Satz:
Springer-Verlag GmbH
Tiergartenstr. 17 | D-69121 Heidelbeg
Tel. +49/6221/487-0

Druck:
Stürtz GmbH
D-97080 Würzburg
Tel. +49/931/385-0

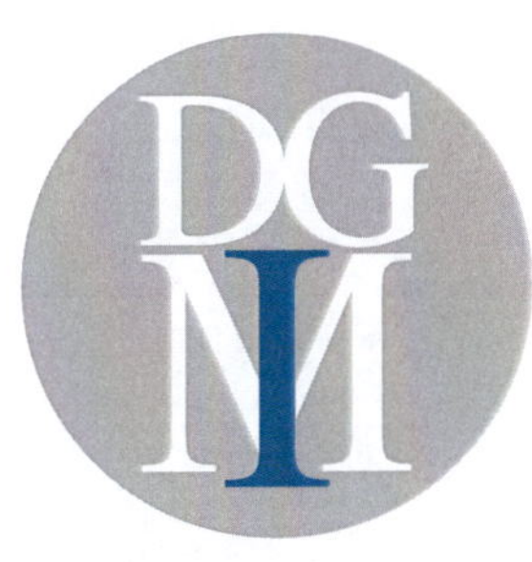

ISBN-13 978-3-642-30010-3 ISBN 978-3-642-30011-0 (eBook)
DOI 10.1007/978-3-642-30011-0

Die Deutsche Nationalbibliothek verzeichnet diese Publikation in der Deutschen Nationalbibliografie; detaillierte bibliografische Daten sind im Internet über http://dnb.d-nb.de abrufbar.

Planung: Dipl.-Kffr. Ourania Menelaou, DGIM e.V., Wiesbaden
Projektmanagement: Dipl.-Kffr. Ourania Menelaou, DGIM e.V., Wiesbaden
Projektkoordination: Dr. Jürgen Meyer zu Tittingdorf, Springer Medizin, Heidelberg
Umschlaggestaltung: Agentur Ertel, Bingen
Satz: Christian Briganti, Springer Medizin, Heidelberg

Gedruckt auf säurefreiem und chlorfrei gebleichtem Papier

Springer Medizin ist Teil der Fachverlagsgruppe Springer Science+Business Media
www.springer.com

Inhaltsverzeichnis

Inhaltsverzeichnis (Fortsetzung)

Tabellenverzeichnis

Abbildungsverzeichnis

Abkürzungsverzeichnis

ÄAppO	Ärztliche Approbationsordnung
ÄK	Ärztekammer
BÄK	Bundesärztekammer
BÄO	Bundesärzteordnung
BDI	Berufsverband Deutscher Internisten e.V.
DÄT	Deutscher Ärztetag
DGIM	Deutsche Gesellschaft für Innere Medizin e.V.
EFIM	Europäischen Föderation für Innere Medizin
EWR	Europäischer Wirtschaftsraum
FA	Facharzt
GKV	Gesetzliche Krankenversicherung
HeilBerG	Heilberufsgesetz
KV	Kassenärztliche Vereinigung
LÄK	Landesärztekammer
MBO	Muster-Berufsordnung
MWBO	(Muster-)Weiterbildungsordnung
SGB V	Sozialgesetzbuch
SP	Schwerpunkt
WB	Weiterbildung
WBA	weiterzubildende Ärzte
WBB	Weiterbildungsbefugte
WBO	Weiterbildungsordnung

Vorwort

Liebe Kolleginnen, liebe Kollegen,

mehrere Gründe haben der Deutschen Gesellschaft für Innere Medizin Anlass gegeben, dieses Handbuch über die „Weiterbildung im Gebiet Innere Medizin" in deutlich erweiterter und modifizierter Form neu aufzulegen:

- Die 1.Auflage, die 2009 erschien, erfreute sich eines ungemein großen Zuspruchs und war daher schnell vergriffen.
- Wir haben sehr viele gute Anregungen und Verbesserungsvorschläge von unseren Mitgliedern erhalten, die es wert waren, in dieses vorliegende Kompendium eingearbeitet zu werden.
- Durch den Beschluss des 113. Deutschen Ärztetages 2010 in Dresden wurden die Gebiete Innere Medizin und Allgemeinmedizin wieder getrennt und der Facharzt für Allgemeinmedizin wieder eingeführt, nachdem einzelne Landesärztekammern den Beschluss des Deutschen Ärztetages 2003 in Köln (den Facharzt für Allgemeinmedizin mit dem Facharzt für Innere Medizin zu verschmelzen) nie umgesetzt haben, und dieser Beschluss auch mit dem europäischen Recht kollidiert. Daher war es wichtig, die aktuell möglichen Weiterbildungswege im Bereich der Inneren Medizin übersichtlich darzustellen und zu überarbeiten.

Es ist auch das große Verdienst von Frau Ourania Menelaou, die nicht nur sehr erfolgreich die 1. Auflage dieses Handbuchs zusammengestellt hat, in der vorliegenden überarbeiteten Version die Weiterbildungsstätten, die Befugnisse und die Pflichten des Weiterbilders, aber auch die Pflichten des Weiterzubildenden sehr anschaulich dargestellt zu haben.

Insgesamt ist dieses Handbuch eine wirkliche Fundgrube über das gesamte Spektrum der Weiterbildung in der Inneren Medizin. Sie soll eine wichtige Orientierungshilfe darstellen nicht nur für den jungen Arzt, der sich am Anfang der Weiterbildung befindet, sondern sie richtet sich auch an den schon in der Weiterbildung befindlichen Arzt, der verschiedene berufliche Perspektiven im Auge hat. Auch der Weiterbilder kann sich umfassend über die verschiedenen Möglichkeiten der Weiterbildung informieren.

Die DGIM wünscht allen Lesern viel Freude und Informationsgewinn bei der Lektüre dieses Handbuchs und würde sich sehr über Hinweise freuen, die dann in der 3. Auflage Eingang finden können.

Wiesbaden, April 2012

Deutsche Gesellschaft für Innere Medizin e. V.

Prof. Dr. med. Ulrich R. Fölsch
Generalsekretär

RA Max Broglie
Geschäftsführer

Deutsche Gesellschaft für Innere Medizin e.V.

Mit ihren rund 22 000 Mitgliedern gehört die Deutsche Gesellschaft für Innere Medizin (DGIM) e.V. heute zu den größten medizinisch-wissenschaftlichen Fachgesellschaften in Deutschland. Seit Ihrer Gründung im Jahr 1882 vereint sie unter ihrem Dach alle auf dem Gebiet der Inneren Medizin tätigen Wissenschaftler und Ärzte. Als gemeinnütziger Verein fördert die DGIM Wissenschaft und Forschung auf dem gesamten Gebiet der Inneren Medizin. Sie versteht es als ihren Auftrag, wissenschaftliche Erkenntnisse in angewandte Heilkunde zu übertragen. Auf diese Weise lässt sie Fortschritte der Inneren Medizin unmittelbar dem Patienten zu Gute kommen. Die DGIM engagiert sich intensiv für die Einheit der Inneren Medizin, indem sie kontinuierlich die Beziehungen zu den wissenschaftlichen Schwerpunktgesellschaften pflegt und über Delegierte aus den eigenen Reihen den fachlichen und freundschaftlichen Austausch zu anderen medizinisch-wissenschaftlichen Fachgesellschaften und Verbänden im In- und Ausland fördert. Gegenüber staatlichen und kommunalen Behörden und Organisationen der ärztlichen Selbstverwaltung vertritt sie die Belange der Inneren Medizin. Zu den Mitgliedern der DGIM zählen heute sämtliche Ordinarien aus der Inneren Medizin sowie niedergelassene Internisten und Allgemeinärzte sowie Ärzte in Weiterbildung (WB). Angehende und praktizierende Internisten unterstützt die DGIM durch eine verbesserte WB, qualifizierte Fortbildung (inklusive eLearning-Angebote), den jährlichen Internistenkongress sowie durch die Vergabe von wissenschaftlichen Preisen und Stipendien.

Aufgrund ihrer vielfältigen Aufgaben und einer stetig steigenden Mitgliederzahl

Abbildung 1: **Mögliche Berufswege der Tätigkeit als Facharzt**

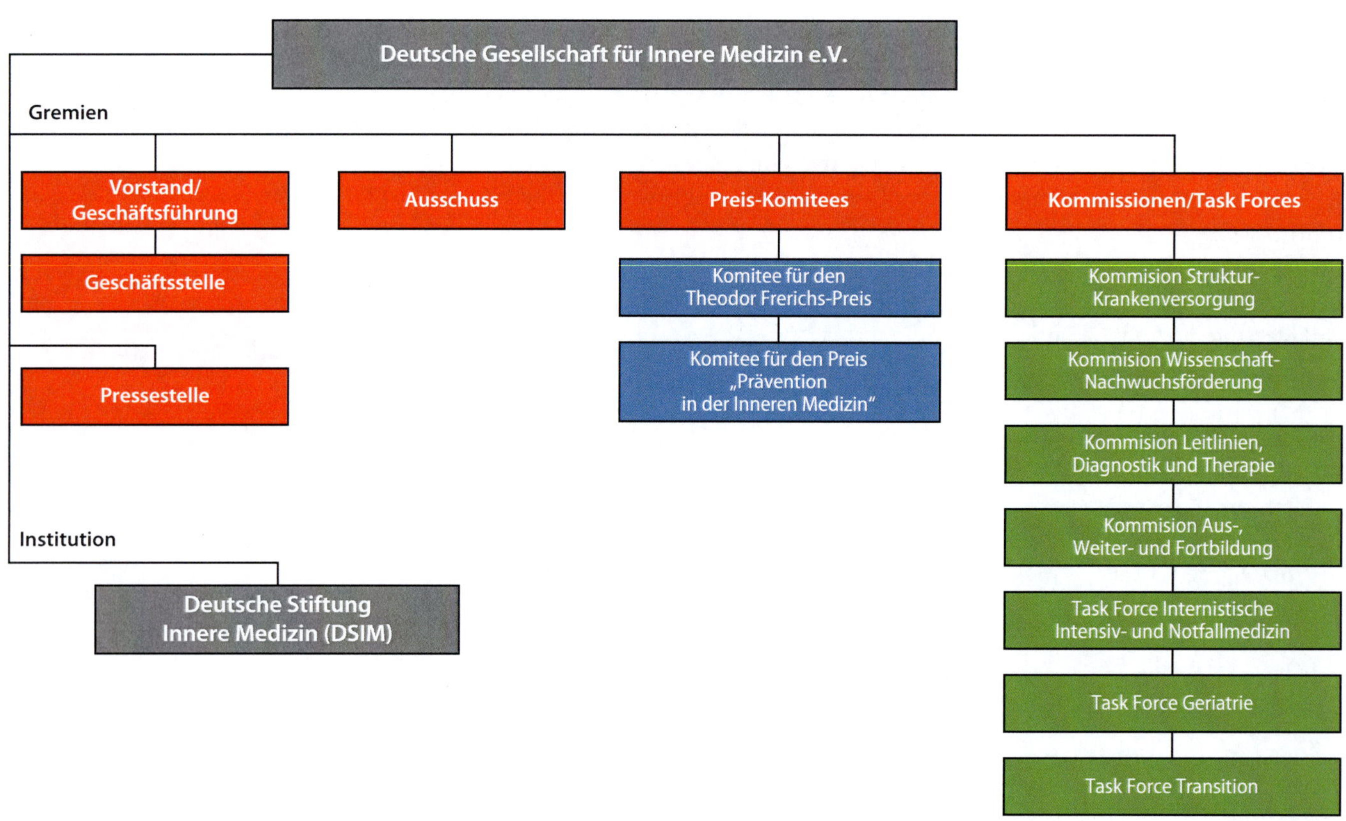

bedarf es in der DGIM klarer organisatorischer Strukturen: Ein sechsköpfiger Vorstand – geleitet vom 1. Vorsitzenden – verantwortet Ausrichtung und Weiterentwicklung der Fachgesellschaft. Ein weiteres Gremium ist der Ausschuss der DGIM. Er berät den Vorstand in wichtigen Fragen. Vorstand und Ausschuss der DGIM widmen sich wichtigen internistischen Belangen. Um ausgewählte Fragestellungen – sowohl auf medizinischer als auch gesundheitspolitischer Ebene – zielführend und fundiert bearbeiten zu können, hat die Fachgesellschaft themenspezifische Expertenkommissionen und Task-Forces gegründet. Ständige Kommissionen und Task- Forces unterstützen Vorstand und Ausschuss der DGIM in der Erfüllung ihrer wissenschaftlichen, wissenschaftspolitischen und berufspolitischen Aufgaben. Sie erarbeiten Stellungnahmen, Resolutionen oder Positionspapiere zu spezifischen Themen. Die Ergebnisse veröffentlicht die Fachgesellschaft in ihren Organen, Fachzeitschriften, Newsletters und weiteren eigenen Publikationen. Für die Vergabe der wissenschaftlichen Preise der DGIM sind verschiedene Komitees zuständig. Zur Organisationsstruktur gehört außerdem die Deutsche Stiftung Innere Medizin (DSIM).

Für den reibungslosen und professionellen Ablauf sämtlicher Aktivitäten – insbesondere ständiger Ansprechpartner für alle Mitgliederangelegenheiten - sorgt die Geschäftsstelle der DGIM in Wiesbaden, geleitet von einem Geschäftsführer. Die Kommunikation nach innen und außen, zu Mitgliedern, Medien und anderen Zielöffentlichkeiten pflegt die DGIM über ihre Pressestelle.

Förderung des internistischen Nachwuchses

Rund 9000 junge Frauen und Männer nehmen jährlich das Medizinstudium auf. Annähernd 95 Prozent aller Studienanfänger beenden es mit Erfolg. Doch viele von ihnen werden dann nicht unmittelbar in Medizin oder Wissenschaft tätig. Deshalb ist es ein besonderes Anliegen der DGIM, den angehenden Ärzten in der Inneren Medizin interessante Aufgaben und attraktive Perspektiven vorzuzeichnen. Mit verschiedenen, teils hoch dotierten, wissenschaftlichen Preisen und Stipendien schafft die Fachgesellschaft Anreize für den wissenschaftlichen Nachwuchs, sich in der Inneren Medizin und insbesondere in der internistischen Forschung zu engagieren. Im Rahmen des Internistenkongresses verleiht sie für herausragende wissenschaftliche Arbeiten junger Mediziner aus allen internistischen Schwerpunkten den Young Investigator Award und Preise für wissenschaftliche Poster. Die Posterausstellung ist zentraler Bestandteil des Kongresses. Jedes Jahr reichen junge Bewerber hier mehrere hundert wissenschaftliche Arbeiten ein. Die Jahrestagung der DGIM bietet jungen Ärzten außerdem eine bedeutende Plattform für die Planung und Gestaltung ihrer beruflichen Karriere. In einem Forum für junge Mediziner – Chances – geben Experten Informationen zu Berufsstart, Karriereplanung und Facharztweiterbildung – aber auch zu alternativen Berufsfeldern. Auch mit einem ermäßigten Mitgliedsbeitrag unterstützt die DGIM den medizinischen Nachwuchs. Durch Stipendien für die Teilnahme an der European School for Internal Medicine (ESIM) ermöglicht die DGIM zudem Forschungskontakte ins Ausland: Die Young Internists (YI) aus ganz Europa kommen hier zusammen, um aktuelle Themen aus der Inneren Medizin zu bearbeiten. Eine Tendenz der letzten Jahre ist nicht zu übersehen: Die Medizin wird zunehmend weiblich. Eine wichtige Rolle im Wettbewerb um den medizinischen Nachwuchs spielen deshalb Frauen. Der Anteil der Studentinnen beträgt an zahlreichen medizinischen Fakultäten bereits 75 Prozent. Diese zukünftigen Ärztinnen werden sich vielfach auch familiären Aufgaben stellen. Dieser Herausforderung muss sich auch das Gesundheitssystem stellen, indem es Arbeitsmodelle schafft, die eine Vereinbarkeit von Beruf und Familie erlauben. Die DGIM tut dies schon jetzt sehr bewusst und aktiv etwa durch die Förderung des weiblichen wissenschaftlichen Nachwuchses in der Inneren Medizin. In diesem Zuge bietet die DGIM Mentoring-Seminare für Nachwuchs-Wissenschaftler in der Inneren Medizin an. Ein Fokus liegt hier auf der Förderung des weiblichen wissenschaftlichen Nachwuchses und insbesondere auf den notwendigen Erfordernissen für kompetitive Führungspositionen.

1 Grundlagen

Im nachstehenden Text wird die Berufsbezeichnung „Arzt" („Ärzte"), „Internist" („Internisten"), „Facharzt" („Fachärzte"), „Spezialist" („Spezialisten") einheitlich und neutral für Ärztinnen und Ärzte verwendet.

1.1 Ärztliche Ausbildung

Die ärztliche Ausbildung hat zum Ziel, den wissenschaftlich und praktisch in der Medizin ausgebildeten Arzt, der zur eigenverantwortlichen und selbständigen ärztlichen Berufsausübung, zur WB und zu ständiger Fortbildung befähigt ist, zu qualifizieren. Die Ausbildung soll grundlegende Kenntnisse, Fähigkeiten und Fertigkeiten in allen Fächern vermitteln, die für eine umfassende Gesundheitsversorgung der Bevölkerung erforderlich sind. Die Ausbildung zum Arzt wird auf wissenschaftlicher Grundlage praxis- und patientenbezogen durchgeführt.[1]

Die Grundlagen für **die ärztliche Ausbildung** sind in der ärztlichen Approbationsordnung (ÄAppO)[2] festgelegt.

Dabei umfasst die ärztliche Ausbildung:[3]

1. ein Studium der Medizin von sechs Jahren an einer Universität oder gleichgestellten Hochschule (Universität), das, vorbehaltlich § 3 Abs. 3 Satz 2[4], eine zusammenhängende praktische Ausbildung (Praktisches Jahr) von 48 Wochen einschließt
2. eine Ausbildung in erster Hilfe
3. einen Krankenpflegedienst von drei Monaten
4. eine Famulatur von vier Monaten und
5. die ärztliche Prüfung, die in zwei Abschnitten abzulegen ist.

Die Regelstudienzeit im Sinne des § 10 Abs. 2 des Hochschulrahmengesetzes beträgt einschließlich der Prüfungszeit für den Zweiten Abschnitt der Ärztlichen Prüfung nach § 16 Abs. 1 Satz 2 sechs Jahre und drei Monate.

Die Vorschriften über die Approbation zum ärztlichen Beruf sind in der Bundesärzteordnung (BÄO) bundesweit einheitlich geregelt.[5]

Berufsausübung

Voraussetzung für die ärztliche Berufsausübung ist der Besitz einer Approbation als Arzt oder einer Erlaubnis zur vorübergehenden Ausübung des ärztlichen Berufs gemäß BÄO. Die Zuständigkeit für die Erteilung der Approbation als Arzt bzw. der Erlaubnis zur vorübergehenden Ausübung des ärztlichen Berufes liegt bei den zuständigen Gesundheitsbehörden der Länder.[6] Eine Ausnahme stellt Niedersachsen dar, hier ist die Approbationsbehörde seit dem 01.04.2006 bei der Ärztekammer (ÄK) angesiedelt.

Die Approbation kann aufgrund des Zeugnisses über die ärztliche Prüfung bei der zuständigen Stelle des Landes (§ 39 ÄAppO) und bei Vorliegen aller Voraussetzungen, wie die deutsche Staatsangehörigkeit, Staatsangehörigkeit eines der übrigen Mitgliedsstaaten des Europäischen Wirtschaftsraums (EWR) oder Eigenschaft als heimatloser Ausländer und körperli-

1 Vgl. ÄAppO 2002 (Stand 06.12.2011), S. 2, § 1 (1).

2 Vgl. http://www.bundesaerztekammer.de/downloads/Approbationsordnung2010.pdf (Stand 27.06.2002).

3 Vgl. ÄAppO 2002 (Stand 06.12.2011), S. 2, § 1 (2).

4 Vgl. ÄAppO 2002 (Stand: 06.12.2011), § 3 (3), Satz 2: Bei einer darüber hinausgehenden Unterbrechung aus wichtigem Grund sind bereits abgeleistete teile des Praktischen Jahres anzurechnen, soweit sie nicht länger als zwei Jahre zurückliegen.

5 Vgl. MWBO 2003 (Stand: 25.06.2010), S. 9 § 4 (1) und http://www.bundesaerztekammer.de/downloads/Bundesaerzteordnung2010.pdf; BÄO, § 3.

6 Vgl. http://www.baek.de/page.asp?his=1.101.169&all=true#nc (Stand: 14.06.2006).

cher und charakterlicher Eignung erteilt werden.[7]

Die Berufsausübung und WB ist unabhängig von einer Promotion zum Dr. med. (akademischer Grad). Die Promotion zum Dr. med. richtet sich nach den Promotionsordnungen der medizinischen Fakultäten und Fachbereiche. Die Regelung der Berufsausübung der Ärzte ist grundsätzlich Sache des Landesrechts. Aufgrund von weitgehend übereinstimmenden Kammer- bzw. Heilberufsgesetzen (HeilBerG) in den einzelnen Bundesländern sind die **ÄK** errichtet worden. Sie unterstehen der staatlichen Aufsicht und erlassen Kraft ihres Satzungsrechts mit Zustimmung der zuständigen Landesbehörden u. a. **Berufs- und Weiterbildungsordnung (WBO)** und regeln neben der Errichtung berufsständischer Versorgungseinrichtungen die Rechte und Pflichten der Berufsangehörigen im Einzelnen.[8]

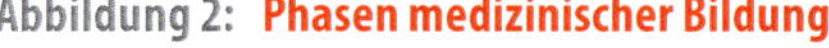

7 Vgl. http://www.baek.de/page.asp?his=1.101.169&all=true#nc (Stand: 14.06.2006).

8 Vgl. http://www.baek.de/page.asp?his=1.101.169&all=true#nc (Stand: 14.06.2006).

In der **Berufsordnung**[9] werden die Rechte und Pflichten der Ärzte gegenüber den Patienten den Berufskollegen und den ÄK geregelt. Die (Muster-)Berufsordnung[10] für die in Deutschland tätigen Ärzte wird rechtswirksam, wenn sie durch die Kammerversammlungen der Ärztekammern als Satzung beschlossen und von den Aufsichtsbehörden genehmigt wurde.

► **Abbildung 2** zeigt die Phasen der medizinischen Bildung in der zeitlichen Abfolge.

1.2 Ärztliche Weiterbildung

Mit der **WB** kann erst nach der ärztlichen Approbation oder der Erteilung der Erlaubnis zur Ausübung des ärztlichen Berufes gemäß BÄO (§§ 5, 6 BÄO) begonnen werden.[11] Dabei richtet sich die WB und die Anerkennung als FA nach

9 Vgl. http://www.baek.de/page.asp?his=1.100 (Stand 25.03.2011).

10 Vgl. http://www.baek.de/downloads/MBO_08_20111.pdf und (Muster-)Berufsordnung (1997) i. d. F. der Beschlüsse des 114. DÄT 2011.

11 Vgl. MWBO 2003 (Stand: 25.06.2010), S. 9 § 4 (1).

Abbildung 2: Phasen medizinischer Bildung

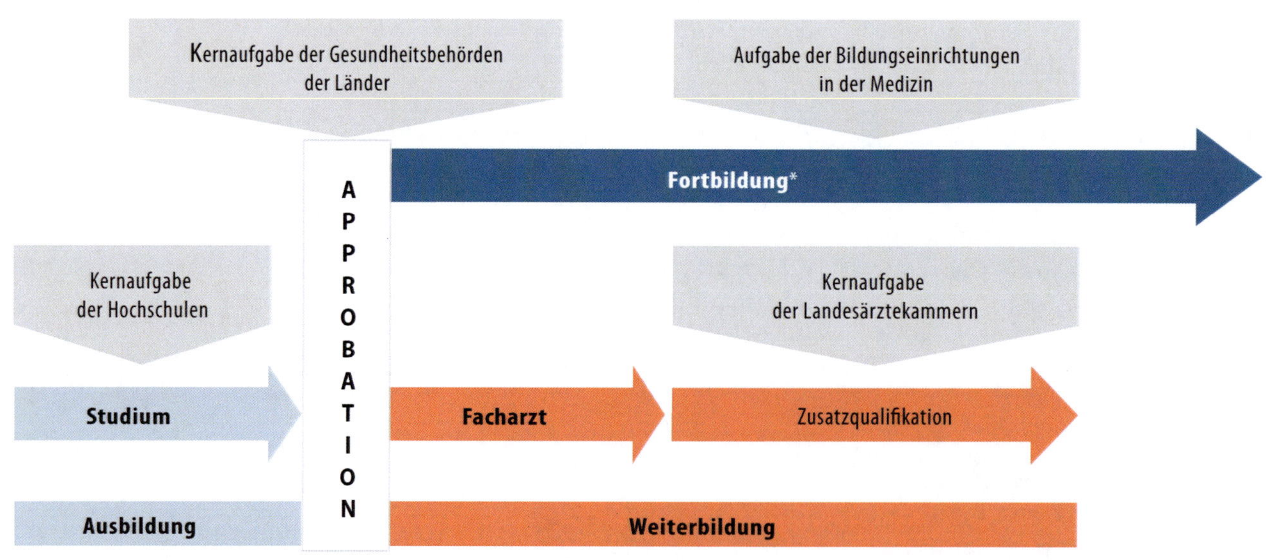

*Die ärztliche Fortbildung wird im Sinne einer berufsbegleitenden Aktualisierung des Wissens und kontinuierlichen Erweiterung der fachlichen Kompetenz verstanden.

den Kammer- bzw. HeilBerG der Länder und den WBO der Landesärztekammern (LÄK).[12] Zur Erreichung eines möglich einheitlichen Weiterbildungsrechts in den Landesärztekammern beschließt der **Deutsche Ärztetag** eine (Muster-)Weiterbildungsordnung (MWBO), die den LÄK zur Übernahme empfohlen wird. Bei Änderungen in der MWBO tritt nach Beschluss der jeweiligen Vertreterversammlung der LÄK und durch Genehmigung der zuständigen Aufsichtsbehörde des Bundeslandes die WBO mit den neuen Beschlüssen in Kraft.

Es kann zu Abweichungen in den Weiterbildungsbestimmungen der Bundesländer kommen, da Weiterbildungsrecht Landesrecht ist.

Die WBO teilt sich in der aktuellen Fassung in drei Abschnitte:[13]

Abschnitt A enthält den sogenannten Paragraphenteil sowie die Begriffsbestimmungen. Es folgen die Allgemeinen Inhalte der WB für die Abschnitte B und C der WBO. Abschnitt B beschreibt die einzelnen Gebiete, Facharzt- und Schwerpunktkompetenzen und Abschnitt C die Zusatz-Weiterbildungen. In den WBO finden sich neben Regelungen über Dauer und Inhalt der WB, Definitionen für die einzelnen Fachgebiete und Zusatzweiterbildungen.

Ärzte in der WB sind hauptberuflich als angestellte Ärzte tätig[14] und erhalten eine Vergütung als Assistenzarzt. Die WB ist grundsätzlich ganztätig durchzuführen, wobei WB in Teilzeit anzurechnen ist, wenn sie mindestens die Hälfte der regelmäßigen Arbeitszeit beträgt; die Weiterbildungszeit verlängert sich entsprechend.[15]

Weiterbildungs- und Tätigkeitsabschnitte unter sechs Monaten können nur dann als Weiterbildungszeit anerkannt werden, wenn diese in Abschnitt B und C der WBO vorgesehen sind.[16] Tätigkeiten ohne Approbation bzw. Berufserlaubnis werden nicht auf die WB angerechnet.

Regelungen über die Zulassung und Tätigkeit als Vertragsarzt im Rahmen der gesetzlichen Krankenversicherung enthält das Vertragsarztrecht.[17]

Die ärztliche WB hat zum Ziel, im Rahmen mehrjähriger Berufstätigkeit unter Anleitung der von den ÄK zur WB befugten Ärzten in einer Universitäts- oder Hochschulklinik bzw. in einer zugelassenen Einrichtung der ärztlichen Versorgung (hierzu zählt auch die Praxis eines niedergelassenen Arztes) auf der Grundlage der WBO, eingehende Kenntnisse, Erfahrungen und Fertigkeiten in der ambulanten, stationären und rehabilitativen Versorgung der Patienten zu vermitteln.[18] Die WB erfolgt in strukturierter Form, um in **Gebieten** die Qualifikation als FA (Facharztkompetenz), darauf aufbauend eine **Spezialisierung in Schwerpunkten** oder in einer **Zusatz-Weiterbildung** zu erhalten.[19] Dabei sind die vorgeschriebenen Weiterbildungsinhalte und Weiterbildungszeiten Mindestanforderungen, so dass sich die Weiterbildungszeiten individuell verlängern können, wenn Weiterbildungsinhalte in der Mindestzeit nicht erlernt werden.[20]

Der Arzt erhält nach erfolgreicher Beendigung der vorgeschriebenen WB und vor der zuständigen ÄK abgelegten Prüfung die

12 Vgl. www.bmg.bund.de (Stand 02.12.2010).

13 Vgl. MWBO 2003 (Stand: 25.06.2010).

14 Vgl. MWBO 2003 (Stand: 25.06.2010), S. 9 § 4 (1) und § 4 (5).

15 Vgl. MWBO 2003 (Stand: 25.06.2010), S. 9 § 4 (6).

16 Vgl. MWBO 2003 (Stand: 25.06.2010), S. 9 § 4 (4) Satz 2.

17 Vgl. SGB V (2012) und Zulassungsverordnung für Vertragsärzte (Ärzte-ZV) vom 28.05.1957.

18 Vgl. MWBO 2003 (Stand: 25.06.2010), S. 7 § 1 und S. 10 § 5 (1).

19 Vgl. MWBO 2003 (Stand: 25.06.2010), S. 7 § 2.

20 Vgl. MWBO 2003 (Stand: 25.06.2010), S. 9 § 4 (4).

Infobox 1

WBO vom „Jahr" in der Fassung vom „Datum"

Die aktuelle Fassung der WBO der LÄK enthält das letzte Änderungsdatum mit dem die WBO der LÄK nach Veröffentlichung im Amtsblatt des Bundeslandes in Kraft tritt. Dies ist i.d.R. auf dem Deckblatt der WBO der LÄK notiert. Z. B. WBO der ÄK Hamburg vom 21.02.2005 i. d. F. (in der Fassung vom) vom 24.10.2011. D. h. für die Allgemeinen Übergangsbestimmungen und die Übergangsbestimmungen in den Gebieten wird das Datum des in Krafttretens der WBO zugrunde gelegt.

Anerkennung, die zum Führen der Facharztbezeichnung berechtigt.[21] (► Infobox 2)

21 Vgl. http://www.bmg.bund.de/gesundheitssystem/gesundheitsberufe/aerzte.html.

Infobox 2

In Deutschland sind für alle Angelegenheiten ärztlicher WB die Landesärztekammern als Körperschaften des Öffentlichen Rechts zuständig. Die von der Bundesärztekammer (BÄK) erarbeitete MWBO hat für die Landesärztekammern nur empfehlenden Charakter. Für jeden Arzt ist immer nur die WBO der LÄK rechtsverbindlich, deren Mitglied er/sie ist. Jedoch sind diese in der Regel eng an die MWBO der BÄK angelehnt. Gleiches gilt für die (Muster-)Richtlinien, die (Muster-)Kursbücher und die (Muster-)Logbücher.

1 Vgl. http://www.baek.de/page.asp?his=1.128.129 (Stand 18.02.2011).

Infobox 3

(Muster-)Richtlinien

Ergänzend zur MWBO werden die (Muster-)Richtlinien über den Inhalt der WB gemeinsam mit den LÄK und in Rückkoppelung mit den Medizinischen Fachgesellschaften und Berufsverbänden erstellt. Darin werden die **zahlenmäßigen Anforderungen** für die Weiterbildungsinhalte in den definierten Untersuchungs- und Behandlungsmethoden der einzelnen Bildungsgänge festgelegt.[1] Die an die (Muster-)Richtlinien angelehnten verbindlichen Richtlinien der LÄK sind auf den jeweiligen Internetseiten der ÄK abrufbar.

1 Vgl. http://www.baek.de/page.asp?his=1.128.129, (Stand 18.02.2011).

Infobox 4

(Muster-)Logbücher

Der Arzt in WB hat die Ableistung der vorgeschriebenen Weiterbildungsinhalte zu dokumentieren.[1] Zur Vereinfachung der in § 8 MWBO geforderten Dokumentation der WB wurden für jedes Fachgebiet (Muster-)Logbücher erstellt. Die entsprechenden Weiterbildungslogbücher der LÄK können auf den Homepages heruntergeladen werden. Die Logbücher sind Bestandteil des Antrags auf Zulassung zur Prüfung bei der jeweiligen ÄK. Hierzu müssen die Logbücher ausgefüllt und vom Weiterzubildenden und Weiterbildungsbefugten handschriftlich unterzeichnet bei der zuständigen Ärztekammer eingereicht werden.[2] In **Anhang D** ist exemplarisch das (Muster-)Logbuch für den „Facharzt für Innere Medizin" beigefügt, welches sich auf die MWBO 2003 (Stand: 25.06.2010) und die (Muster-)Richtlinien 2003, (Stand 18.02.2011) bezieht.

1 Vgl. MWBO 2003 (Stand: 25.06.2010), S. 11 § 8 (1).

2 Vgl. http://www.bundesaerztekammer.de/page.asp?his=1.128.130, (Stand: 28.03.2008).

Da möglicherweise unterschiedliche Anforderungen in den einzelnen ÄK gestellt werden, sollten sich Ärzte, die eine WB absolvieren und sich später zur Prüfung anmelden möchten, die Logbücher und Richtlinien derjenigen ÄK besorgen, in welcher die Prüfung abgelegt wird (► Infobox 3 und 4).

► Tabelle 1 gibt eine Übersicht der LÄK mit ihren Kontaktdaten, den Homepageadressen sowie dem Navigationsweg zu den WBO und den Logbüchern. Die DGIM e.V. stellt für Mitglieder und Interessenten auf ihrer Homepage (www.dgim.de) die Links zu den WBO und den Logbüchern der LÄK zur Verfügung.

1.2.1 Weiterbildung zum Facharzt

Nach einer mindestens 6-jährigen universitären Ausbildung mit Praxisanteilen kann der Arzt nach bestandenem Staatsexamen seinen Beruf in einer Klinik oder einem Krankenhaus ausüben oder eine mehrjährige WB zum FA aufnehmen. Dabei ist die kontinuierliche Teilnahme an Fortbildungsmaßnahmen für alle Ärzte verpflichtend. Für die ärztliche Fortbildung ist ein Informationsaustausch durch entsprechende Medien, die Teilnahme an Symposien, Kongressen oder anderen Veranstaltungen unerlässlich.

Die fachärztliche WB ist in zahlreichen medizinischen Gebieten möglich. Dazu ist eine mehrjährige ärztliche Tätigkeit unter Anleitung eines Weiterbildungsbefugten an einer zugelassenen Weiterbildungsstätte[22] erforderlich. Der Start in die WB beginnt als Assistenzarzt in der Regel in Krankenhäusern, ärztlichen Praxen oder medizinischen Instituten. Üblicherweise sind Assistenzärzte in dem ärztlichen Gebiet beschäftigt, in dem sie sich zum FA weiterbilden wollen. Das können zum Beispiel Gebiete wie die Chirurgie, Radiologie oder Innere Medizin sein. Dort wirken sie in allen Aufgabengebieten mit. Unter Aufsicht eines Weiterbildungsbefugten arbei-

22 Vgl. MWBO 2003 (Stand: 25.06.2010), S. 11 § 6 (1).

Tabelle 1: Übersicht Weiterbildungsordnungen und Logbücher der Landesärztekammern

Kammer	Homepage (Quelle)	WBO (Navigationsweg zur WBO auf der Homepage der LÄK)	Logbücher zur Dokumentation der Weiterbildung (Navigationsweg zu den Logbüchern auf der Homepage der LÄK)
BÄK	http://www.baek.de	Ärzte – Weiterbildung – MWBO	Ärzte – Weiterbildung – Muster(Logbücher)
LÄK Baden-Württemberg	http://www.laek-bw.de	Weiterbildung – WBO 2006 und Richtlinien – WBO	Weiterbildung – WBO 2006 und Richtlinien – Gebiete, Facharzt und Schwerpunktkompetenzen
Bayerische LÄK	http://www.blaek.de	Weiterbildung – WBO 2004	Weiterbildung – WBO 2004 – Abschnitt B
ÄK Berlin	http://www.aekb.de	Ärzte – Weiterbildung – WBO	Ärzte – Weiterbildung – Logbücher
LÄK Brandenburg	http://www.laekb.de	Arzt – Weiterbildung – WBO	Arzt – Weiterbildung – Logbücher
ÄK Bremen	http://www.aekhb.de	Ärzte – Weiterbildung – WBO 2005	Keine Logbücher vorhanden, siehe Homepage DGIM
ÄK Hamburg	http://www.aekhh.de	Ärztl. Weiterbildung – WBO	Ärztl. Weiterbildung – Logbücher
LÄK Hessen	http://www.laekh.de	Ärzte – Weiterbildung – WBO 01.11.2005	Ärzte – Weiterbildung – WBO 01.11.2005 – Zeugnisanlagen – Abschnitt B
ÄK Mecklenburg-Vorpommern	http://www.aek-mv.de	Ärzte – Weiterbildung – WBO	Ärzte – Weiterbildung – Logbücher
ÄK Niedersachsen	http://www.aekn.de	Weiterbildung – WBO 2005	Logbücher in Niedersachsen sind nicht verbindlich
ÄK Nordrhein	http://www.aekno.de	Weiterbildung – Aktuelle WBO	Weiterbildung – WBO – Aktuelle WBO – WBO – Abschnitt B
LÄK Rheinland-Pfalz	http://www.laek-rlp.de	Ärzte – Weiterbildung – WBO NEU z.Z. gültige Fassung	Ärzte – Weiterbildung - Logbücher
ÄK des Saarlandes	http://www.aeksaar.de	Ärzte – Weiterbildung – WBO aktuell	Ärzte – Weiterbildung – WBO + Richtlinien über den Inhalt der Weiterbildung (Logbücher)
Sächsische LÄK	http://www.slaek.de	Weiterbildung – WBO	„Die zusätzliche Verwendung und Vorlage von Logbüchern ist nicht obligat
ÄK Sachsen-Anhalt	http://www.aeksa.de	Arzt – Weiterbildung – Infos zur geltenden WBO	Arzt – Weiterbildung – Logbuch
ÄK Schleswig-Holstein	http://www.aeksh.de	Ärzte – Weiterbildung – WBO	Ärzte – Weiterbildung – Logbücher/Inhalte
LÄK Thüringen	http://www.laek-thueringen.de	Weiterbildung – WBO	Weiterbildung – Logbücher
ÄK Westfalen-Lippe	http://www.aekwl.de	Weiterbildung – Ärztliche Weiterbildung – WBO	Weiterbildung – Ärztliche Weiterbildung – WBO – Kursbücher nach Muster-WBO

ten Assistenzärzte weitgehend eigenständig, der ärztlichen Stations- oder Abteilungsleitung beziehungsweise dem Praxisinhaber sind sie jedoch nachgeordnet.

Nach erfolgreicher Prüfung vor der ÄK erhält der Assistenzarzt ein Anerkennungsurkunde und darf sich von nun an FA nennen. Der Erwerb des FA-Titels ist seit einigen Jahren Voraussetzung für die Zulassung als Vertragsarzt der Gesetzlichen Krankenversicherungen (GKV). Vor dieser Regelung war es möglich, sich auch als „Praktischer Arzt" bzw. „Arzt" ohne Erlaubnis zum Führen einer Facharztbezeichnung niederzulassen.

Nach der Facharztanerkennung sind weitere Möglichkeiten einer Qualifikation durch eine Spezialisierung im Gebiet oder in einer Zusatz-WB gegeben, welche in Abschnitt B bzw. C der MWBO der Bundesärztekammer (BÄK) geregelt sind.[23]

23 Vgl. MWBO 2003 (Stand: 25.06.2010), S. 141 ff.

▸ **Abbildung 3** zeigt die möglichen Berufswege der Tätigkeit eines Facharztes.

1.2.2 Stufen der Weiterbildung

Facharztbezeichnung in einem Gebiet

Ein Gebiet beschreibt einen definierten Teil in einer Fachrichtung der Medizin. Die Definition des Gebietes beschreibt damit die Grenzen für die Ausübung der fachärztlichen Tätigkeit. Wer innerhalb eines Gebietes die vorgeschriebenen Weiterbildungsinhalte und -zeiten abgeleistet und in einer Prüfung die dafür erforderliche Facharztkompetenz nachgewiesen hat, erhält eine Facharztbezeichnung, beispielsweise FA für Innere Medizin.[24]

Während in vielen Gebieten die Bezeichnung von Gebiet und Facharztkom-

24 Vgl. MWBO 2003 (Stand: 25.06.2010), S. 7 § 2 (2).

Abbildung 3: Mögliche Berufswege der Tätigkeit als Facharzt

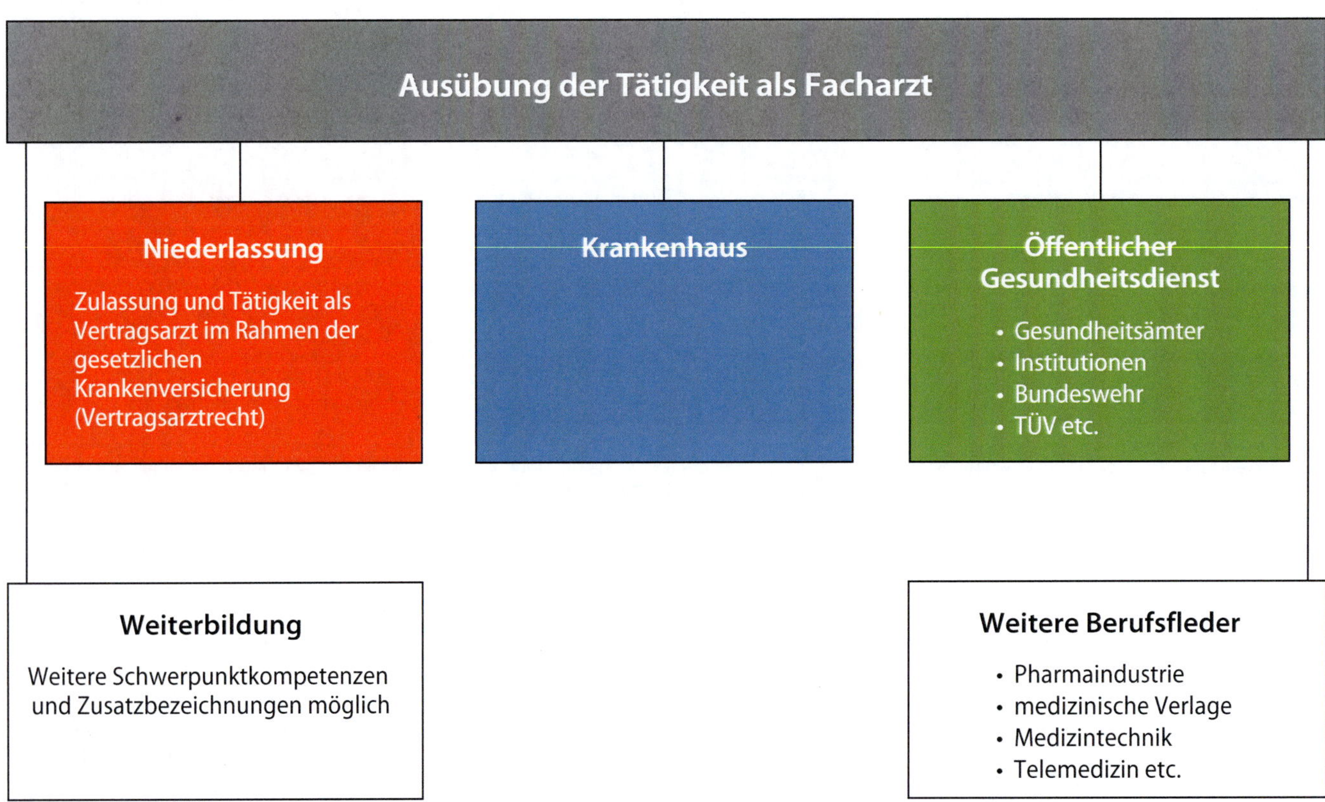

petenz (Facharzttitel) identisch ist, umfasst das Gebiet 13 „Innere Medizin" der aktuellen MWBO der BÄK neun verschiedene Facharztkompetenzen:

13.1 Facharzt/Fachärztin für Innere Medizin
13.2 Facharzt/Fachärztin für Innere Medizin und Angiologie
13.3 Facharzt/Fachärztin für Innere Medizin und Endokrinologie und Diabetologie
13.4 Facharzt/Fachärztin für Innere Medizin und Gastroenterologie
13.5 Facharzt/Fachärztin für Innere Medizin und Hämatologie und Onkologie
13.6 Facharzt/Fachärztin für Innere Medizin und Kardiologie
13.7 Facharzt/Fachärztin für Innere Medizin und Nephrologie
13.8 Facharzt/Fachärztin für Innere Medizin und Pneumologie
13.9 Facharzt/Fachärztin für Innere Medizin und Rheumatologie.

Die Spezialisierung im Gebiet Innere Medizin (13.1 bis 13.9) erfolgt ergänzend zur gemeinsamen Basisweiterbildung und stellt jeweils eine eigene Facharztkompetenz dar. Dabei können durchaus auch zwei oder mehr Facharzttitel in diesem Gebiet erworben werden, wobei die Gesamtweiterbildungszeit für den Erwerb von zwei Facharztkompetenzen im Gebiet mindestens acht Jahre beträgt.[25]

Die Anerkennung mit der spezialisierten Facharztkompetenz erhält man bei Ableistung der vorgeschriebenen Weiterbildungsinhalte und -zeiten und dem Nachweis der erforderlichen fachlichen Kompetenz in einer Prüfung vor der ÄK.[26]

Zusatz-Weiterbildung

Die **Zusatz-Weiterbildung** beinhaltet die Spezialisierung in Weiterbildungsinhalten, die zusätzlich zu den Facharzt- und Schwerpunktweiterbildungsinhalten abzuleisten sind, sofern in Abschnitt C der WBO nichts anderes geregelt ist. Die Zusatz-Weiterbildung ist grundsätzlich ganztätig und in einer hauptberuflichen Stellung durchzuführen.[27] Wer in der Zusatz-Weiterbildung die vorgeschriebenen Weiterbildungsinhalte und -zeiten abgeleistet hat und in einer Prüfung die dafür erforderliche fachliche Kompetenz nachgewiesen hat, erhält die Zusatzbezeichnung, beispielsweise Internistische Intensivmedizin.[28]

Infobox 5

Facharzt-, Schwerpunkt- oder Zusatz-Bezeichnung
Der erfolgreiche Abschluss der WB führt zur Facharztbezeichnung in einem Gebiet, zur Schwerpunktbezeichnung im Schwerpunkt eines Gebietes oder zur Zusatzbezeichnung.[1]

1 Vgl. MWBO 2003 (Stand: 25.06.2010), S. 7 § 2 (1).

Führen von Facharzt-, Schwerpunkt- und Zusatzbezeichnungen

Facharzt-, Schwerpunkt- und Zusatzbezeichnungen dürfen nur nach Maßgabe der in den einzelnen Ländern gültigen WBO und unter Beachtung der Regeln der Berufsordnung geführt werden. Die Schwerpunktbezeichnungen dürfen nur in Zusammenhang mit der zugehörigen Facharztbezeichnung, Zusatzbezeichnungen nur in Zusammenhang mit der Bezeichnung „Arzt" oder einer Facharztbezeichnung geführt werden. Dabei ist zu beachten, dass Zusatzbezeichnungen, die bestimmten Gebieten zugeordnet sind, nur zusammen mit den zugeordneten Facharztbezeichnungen geführt werden können. Ist eine Zusatz-Weiterbildung integraler Bestandteil einer Facharztweiterbildung (z.B. sind die Inhalte der Zusatz-Weiterbildung Diabetologie integraler Bestandteil der Facharztweiter-

25 Vgl. MWBO 2003 (Stand: 25.06.2010), S. 71.
26 Vgl. MWBO 2003 (Stand: 25.06.2010), S. 7 § 2 (3).
27 Vgl. MWBO 2003 (Stand: 25.06.2010), S. 9 § 4 (5).
28 Vgl. MWBO 2003 (Stand: 25.06.2010), S. 7 § 2 (4).

bildung in Innere Medizin und Endokrinologie und Diabetologie)[29], so hat der Kammerangehörige, der eine solche Facharztbezeichnung führt, das Recht zum Führen dieser Zusatzbezeichnung.[30] Hat ein Arzt die Anerkennung für mehrere Bezeichnungen erhalten, darf er die Bezeichnungen nebeneinander führen. Falls in den Kammer-/HeilBerG der Länder eine Einschränkung von nebeneinander führbaren Bezeichnungen vorgenommen wird, muss dies in den WBO der Länder ergänzt werden. Beispielsweise: FA für Innere Medizin / FA für Innere Medizin und Angiologie / Internistische Intensivmedizin.

1.2.3 Zulassung der Weiterbildungsstätte

Zu einer zugelassenen Weiterbildungsstätte zählen Universitäts- oder Hochschulkliniken sowie zugelassene Einrichtungen der ärztlichen Versorgung. Zu den Einrichtungen der ärztlichen Versorgung zählt auch die Praxis eines niedergelassenen Arztes.[31]

Eine Weiterbildungsstätte muss für die Zulassung folgende Voraussetzungen erfüllen:[32]

- *Die für die WB typischen Krankheiten müssen nach Zahl und Art der Patienten regelmäßig und häufig genug vorkommen.* Zur Prüfung der Weiterbildungsstätte werden die Richtlinien zur WBO mit den an der Weiterbildungsstätte vermittelbaren Weiterbildungsinhalten für die Weiterbildungsassistenten abgeglichen. Die Antragsunterlagen werden Fachgutachtern zur Beurteilung vorgelegt.
- *Personal und Ausstattung der Einrichtung müssen den Erfordernissen der medizinischen Entwicklung Rechnung tragen.* Die Antragsunterlagen (personelle Besetzung, Fachärzte, Funktionseinrichtungen, Untersuchungs- und Behandlungsgeräte) sollen hierüber Auskunft geben und werden von der ÄK und dem Fachgutachter geprüft.
- *Krankenhausabteilungen müssen eine regelmäßige Konsiliartätigkeit aufweisen.* Es ist im Antrag zu belegen, wie dies typischerweise an der Abteilung erfolgt.

Der Antrag einer Weiterbildungsstätte auf Zulassung muss all diese Anforderungen nachvollziehbar belegen können. Bei Krankenhäusern muss dieser zusätzlich eine genaue Bezeichnung der beantragenden Abteilung, den Feststellungsbescheid des Landes – bei Privatkliniken die Konzessionsurkunde oder den Versorgungvertrag nach § 109 SGB V (2012)– beinhalten.[33] Die ÄK können weitere Unterlagen zum Antrag anfordern, wobei Auskünfte sich nach der WBO der ÄK und nach dem Heilberufsgesetz (HeilBerG) richten.[34]

Über die Zulassung als Weiterbildungsstätte entscheidet die ÄK auf schriftlichen Antrag vom Träger der Weiterbildungsstätte. Erst wenn eine Zulassung vorliegt, kann der Arzt die Befugnis zur WB beantragen. Bei Arztpraxen werden die Anträge für die Zulassung und die Befugnis in einem Verfahren geprüft.[35]

Ändern sich maßgebliche Voraussetzungen (z.B. Struktur, Größe, personelle Besetzung etc.), die bei Antragsstellung die Zulassung befähigt haben, so muss dies unaufgefordert und unverzüglich der ÄK mitgeteilt werden.[36] Die Zulassung als Weiterbildungsstätte kann ganz oder teilweise widerrufen werden, wenn die o. g. Voraussetzungen nicht mehr gegeben sind.[37]

1.2.4 Befugnis des Weiterbilders

Die WB zum FA und in den Schwerpunkten sowie Zusatz-Weiterbildungen kann

29 Vgl. MWBO 2003 (Stand: 25.06.2010), S. 151.

30 Vgl. für den gesamten Absatz MWBO 2003 (Stand: 25.06.2010), S. 8 § 3 (1) bis (4).

31 Vgl. MWBO 2003 (Stand: 25.06.2010), S. 11 § 6 (1) und (2).

32 Vgl. MWBO 2003 (Stand: 25.06.2010), S. 11 § 6 (2) und Rheinisches Ärzteblatt 8/2009, S. 12.

33 Vgl. Rheinisches Ärzteblatt 8/2009, S. 13.

34 Vgl. Rheinisches Ärzteblatt 8/2009, S. 13.

35 Vgl. Rheinisches Ärzteblatt 8/2009, S. 13.

36 Vgl. Schleswig-Holsteinisches Ärzteblatt 1/2009, S. 75.

37 Vgl. MWBO 2003 (Stand: 25.06.2010), S. 11 § 7 (3).

nur unter verantwortlicher Leitung eines von der jeweiligen LÄK befugten Arztes in einer zugelassenen Weiterbildungsstätte durchgeführt werden (d. h. Universitäts- oder Hochschulklinik, Krankenhaus oder zugelassene Einrichtung der ärztlichen Versorgung wie z.B. Praxis eines niedergelassenen Arztes, eine Rehabilitationsklinik oder ein Medizinisches Versorgungszentrum).[38] Dabei kann die Befugnis nur erteilt werden, wenn der Arzt die Bezeichnung selbst führt, fachlich und persönlich geeignet ist und eine mehrjährige Tätigkeit nach Abschluss der entsprechenden WB nachweisen kann.[39] Grundsätzlich kann die Befugnis nur für eine Facharztweiterbildung und/oder einen zugehörigen Schwerpunkt und/oder für eine Zusatz-Weiterbildung erteilt werden.

Die Befugnis wird auf Antrag von der ÄK erteilt und kann zeitlich befristet werden (z. B. auf 10 Jahre).[40] Der zeitliche Umfang der Weiterbildungsbefugnis (vollumfängliche oder Teilbefugnis) bemisst sich nach der Erfüllung der Anforderungen in den WBO und den HeilBerG der Länder. Der Weiterbildungsbefugte (WBB) muss dem Antrag ein gegliedertes Programm für die WB zum FA, im Schwerpunkt oder in der Zusatz-Weiterbildung beifügen und ist verpflichtet, den unter seiner Verantwortung Weiterzubildenden dieses strukturierte Weiterbildungsprogramm auszuhändigen.[41] Mit der Beendigung der Tätigkeit eines befugten Arztes an einer Weiterbildungsstätte, der Auflösung der Weiterbildungsstätte oder des Widerrufs der Zulassung als Weiterbildungsstätte erlischt die Befugnis zur WB.[42] Die Befugnis zur WB ist ganz oder teilweise zu widerrufen, wenn ein Verhalten vorliegt, das die fachliche oder persönliche Eignung des Arztes als Weiterbilder ausschließt oder wenn Tatsachen vorliegen, aus denen sich ergibt, dass die in der WBO an den Inhalt der WB gestellten Anforderungen nicht oder nicht mehr erfüllt werden können.[43] Die ÄK führen ein Verzeichnis der befugten Ärzte und der Weiterbildungsstätten mit Angaben über den Umfang der Befugnis.[44]

Infobox 6

Weiterbildungsbefugnis - Anerkennung von Weiterbildungszeiten

Die ÄK kann Weiterbildungszeiten nur bei Vorliegen einer Befugnis anerkennen!

Weiterzubildende sollten sich bei der zuständigen ÄK danach erkundigen, ob die Voraussetzungen zur WB in der Person des Weiterbilders und der Weiterbildungsstätte vorliegen.

Weiterzubildende sollten sich bei der zuständigen ÄK danach erkundigen, ob die Voraussetzungen zur WB in der Person des Weiterbilders und der Weiterbildungsstätte vorliegen. Der zur WB befugte Arzt ist von der ÄK verpflichtet, an Evaluationen und Qualitätsscherungsmaßnahmen der ÄK zur ärztlichen WB teilzunehmen (Vgl. Kapitel 1.2.5).[45]

Grundsätzlich muss immer eine Befugnis vorliegen, um in Deutschland absolvierte Weiterbildungszeiten anerkennen zu können. Der § 10 der MWBO (Anerkennung gleichwertiger WB) ist keine Grundlage für Ausnahmen. Demnach kann eine von der WBO abweichende WB oder ärztliche Tätigkeit unter Anleitung, vollständig oder teilweise anerkannt werden, wenn sie gleichwertig ist. Die Gleichwertigkeit ist gegeben, wenn die Grundsätze der WBO für den Erwerb der vorgeschriebenen ärztlichen Kompetenz im Hinblick auf Inhalte und Zeiten gewahrt sind.[46]

Pflichten des Weiterbilders (Befugten)

In Anlehnung an die Voraussetzungen für eine Erteilung der Befugnis gemäß den §§

38 Vgl. MWBO 2003 (Stand: 25.06.2010), S. 10 § 5 (1).

39 Vgl. MWBO 2003 (Stand: 25.06.2010), S. 10 § 5 (2).

40 Vgl. MWBO 2003 (Stand: 25.06.2010), S. 10 § 5 (5).

41 Vgl. MWBO 2003 (Stand: 25.06.2010), S. 10 § 5 (1) bis (5).

42 Vgl. MWBO 2003 (Stand: 25.06.2010), S. 11 § 7 (2).

43 Vgl. MWBO 2003 (Stand: 25.06.2010), S. 11 § 7 (1).

44 Vgl. MWBO 2003 (Stand: 25.06.2010), S. 10 § 5 (5) Satz 3 und http://www.baek.de/page.asp?his=1.128.133 (Stand: 14.01.2008).

45 Vgl. MWBO 2003 (Stand: 25.06.2010), S. 10 § 5 (6).

46 Vgl. MWBO 2003 (Stand: 25.06.2010), S. 12 § 10.

5 bis 9 der MWBO 2003 (Stand: 25.06.2010) ergeben sich daraus folgende Pflichten für den Weiterbilder und damit Rechte des in WB befindlichen Arztes:[47]

- **Antragspflicht:** Die personenbezogene Befugnis wird auf Antrag erteilt. Dem Antrag ist ein Weiterbildungsprogramm beizufügen. Die Befugnis kann befristet werden und Nebenbestimmungen enthalten. Bei Nichteinhaltung der Bestimmungen oder anderen Tatbeständen kann sie widerrufen werden (§ 7 MWBO).
- **Hauptberufliche WB:** Der befugte Arzt ist verpflichtet, die hauptberufliche und ganztätige (§ 5 (3) MWBO) WB persönlich zu leiten sowie zeitlich und inhaltlich entsprechend der WBO zu gestalten[48] sowie die Richtigkeit der Dokumentation zu bestätigen (§ 8 MWBO).
- **Wissensvermittlung:** Der Befugte sollte dem in WB befindlichen Arzt die individuell notwendige Hilfestellung beim Erwerb des Wissens geben, um nach Abschluss der Weiterbildungszeit und einer mündlichen Prüfung vor der ÄK die Anerkennung zu erwerben.
- **Informationspflicht:** Der Weiterbilder hat den Weiterzubildenden vor Unterzeichnung des Arbeitsvertrages über den Umfang seiner Befugnis zu informieren und muss den Ablauf entsprechend dem vorgelegten Weiterbildungsprogramm darstellen und durchführen.
- **Beurteilung:** Der Befugte führt nach Abschluss eines Weiterbildungsabschnittes, mindestens einmal jährlich, ein Gespräch mit dem Weiterbildungsassistenten, in welchem der Stand der WB von beiden beurteilt wird (§ 8 (2) MWBO). Das jährliche Gespräch ist im Logbuch zu dokumentieren.
- **Dokumentation/Zeugnis:** Der Befugte ist verpflichtet, dem Weiterzubildenden ein sowohl zeitlich als auch inhaltlich aussagekräftiges Zeugnis spätestens innerhalb von drei Monaten nach Antrag oder unverzüglich bei Ausscheiden auszustellen (§ 9 (1) und (2) MWBO). Das Zeugnis legt die unter der Verantwortung des Befugten erworbenen Kenntnisse, Erfahrungen und Fertigkeiten des in WB befindlichen Arztes dar und nimmt Stellung zur Frage seiner fachlichen Eignung des in WB befindlichen Arztes (§ 9 (1) MWBO).
- **Anzeigepflicht:** Der Befugte hat Veränderungen in der Struktur und Größe der Weiterbildungsstätte und in Bezug auf seine fachliche und persönliche Eignung der ÄK unverzüglich anzuzeigen (§ 5 MWBO). Die ÄK passt dann den Umfang der Befugnis an die Veränderungen an. Der Befugte hat seine Assistenten in WB frühzeitig über anstehende Veränderungen zu informieren und sollte – ggf. unter Einschaltung der ÄK– dafür Sorge zu tragen, dass sich daraus keine negativen Auswirkungen für die Anerkennung von Weiterbildungsabschnitten ergeben.

Pflichten des Weiterzubildenden

Der in WB befindliche Arzt hat die Ableistung der vorgeschriebenen Weiterbildungsinhalte zu dokumentieren.[49] Zur Vereinfachung der Dokumentation wurden von den ÄK für jedes Fachgebiet (Muster-)Logbücher erstellt.

Der in WB befindliche Arzt hat das Recht mindestens einmal jährlich oder nach Abschluss eines Weiterbildungsabschnitts mit dem Weiterbildungsbefugten ein Gespräch zu führen, in welchem der Stand der WB von beiden beurteilt und bestehende Defizite und Stärken vom Befugten aufgezeigt werden.[50] Durch das persönliche Gespräch wird auch für große Abteilungen gewährleistet, dass sich der Weiterbilder mit den Berufszielen des in WB befindlichen Arztes konkret befassen muss. Da es sich um ein arbeitsrechtlich

47 Vgl. MWBO 2003 (Stand: 25.06.2010), S. 10 f. §§ 5, 6, 7, 8, 9 und Rheinisches Ärzteblatt 8/2009, S. 13f.

48 Vgl. MWBO 2003 (Stand: 25.06.2010), S. 10 § 5 (3).

49 Vgl. MWBO 2003 (Stand: 25.06.2010), S. 11 § 8 (1).

50 Vgl. MWBO 2003 (Stand: 25.06.2010), S. 11 § 8 (2).

relevantes Personalgespräch handelt, wird die vertrauliche Form eines Vieraugengespräches empfohlen.[51] Eine entsprechende Dauer des Gesprächs wird vorausgesetzt. Der Inhalt dieses Gesprächs ist zu dokumentieren in Form eines Gesprächsprotokolls (unterschrieben vom Weiterbilder und Weiterzubildenden) und dem Antrag auf Zulassung zur Prüfung vor der ÄK beizufügen. Alle Unterlagen (Leistungsbeschreibungen, Dokumentationsbögen und Zeugnisse) sind vom Befugten persönlich zu unterzeichnen. Bei normal verlaufender WB reicht die Dokumentation der jährlichen Personalgespräche im Weiterbildungslogbuch des Weiterzubildenden für die Anmeldung zur Facharztprüfung aus.[52] Bei Auffälligkeiten oder Beschwerden werden jedoch auch detaillierte Protokolle angefordert. Im Weiterbildungslogbuch sollen neben den jährlichen Personalgesprächen auch die Kenntnisse und Fertigkeiten dokumentiert sein, wobei ein Fortschritt im Verlauf der WB zu erkennen sein sollte. Die Weiterbildungslogbücher können von den Homepages der ÄK heruntergeladen werden.

Über die Zulassung zur Prüfung entscheidet die ÄK. Die Zulassung wird erteilt, wenn die Erfüllung der zeitlichen und inhaltlichen Anforderungen durch Nachweise einschließlich der Dokumentation nach § 8 (2) der MWBO belegt ist. [53]

1.2.5 Evaluation der Weiterbildung in Deutschland

Seit Jahren steht die Situation der Ärzte, die sich in WB befinden in zahlreichen Debatten auf Bundes- und Landesebene im Mittelpunkt. Nicht zuletzt haben sich die Rahmenbedingungen ärztlicher Tätigkeit aufgrund der Einführung von DRG‘s und der Ökonomisierung der Medizin in den letzten Jahren deutlich verändert.

Um einerseits eine kontinuierliche Sicherung der Qualität der WB zu gewährleisten, andererseits aber auch dem zunehmenden Ärztemangel entgegenzuwirken und den ärztlichen Nachwuchs zu motivieren, nicht ins Ausland oder in andere Tätigkeitsbereiche zu wechseln, hat die BÄK gemeinsam mit den LÄK das Projekt „Evaluation der WB in Deutschland“ ins Leben gerufen. Die erste bundesweite Online-Befragung der weiterzubildenden Ärzte (WBA) und deren Weiterbildungsbefugten (WBB) fand unter wissenschaftlicher Begleitung der Eidgenössischen Technischen Hochschule (ETH) Zürich erstmalig 2009 und erneut im Jahr 2011 statt.[54] Während die Weiterbildungsassistenten in 2009 noch die Zugangscodes für die Online-Befragung im Webportal (www.evaluation-weiterbildung.de) von den Weiterbildungsbefugten erhalten hatten, bekamen sie diese 2011 direkt von der zuständigen ÄK zugeschickt.

Die relativ niedrige Beteiligungsrate der Assistenten an der ersten Umfrage zur Situation der WB 2009 mit 32,8 Prozent konnte 2011 auf 38,6 Prozent erhöht werden. Die Beteiligung der Weiterbildungsbefugten lag dagegen mit 53,3 Prozent niedriger als 2009 mit 60,8 Prozent.[55] Insgesamt haben sich 2011 rund 30.000 Ärzte (20.524 Assistenzärzte und 9.275 WBB) an der Online-Umfrage beteiligt. Dabei schwankte die Beteiligung sowohl der Weiterbildungsassistenten (Hessen: 11 Prozent / Sachsen: 59 Prozent) als auch der Weiterbildungsbefugten (Westfalen-Lippe: 85 Prozent / Hessen 17 Prozent) von ÄK zu ÄK erheblich.

Von den Weiterzubildenden waren 106 Fragen zu acht verschiedenen Fragenkomplexen und weitere Fragen, u. a. zur Arbeitssituation und Arbeitszeit, zu beantworten. Der Fragebogen für die Weiterbildungsbefugten beinhaltet 60 Fragen. Die Bewertung der einzelnen

51 Vgl. Hessisches Ärzteblatt 2/2008, S. 90.

52 Vgl. Hessisches Ärzteblatt 2/2008, S. 91.

53 Vgl. MWBO 2003 (Stand: 25.06.2010), S. 12 § 12 (1).

54 Vgl. Tätigkeitsbericht 2010 der BÄK, vgl. Fußnote 55, 56, 5

55 Vgl. Deutsches Ärzteblatt, Jg. 108, Heft 50, S. A 2696.

Fragen erfolgt überwiegend nach dem Schulnotenprinzip von 1 (trifft voll zu) bis 6 (trifft überhaupt nicht zu).[56] Die Ergebnisse der Umfrage sind in Form von Mittelwerten dargestellt.

Die Ergebnisse der zweiten Befragung, die von Juni bis September 2011 in allen 17 LÄK stattfand, haben sich im Vergleich zu 2009 im Mittel in allen Fragenkomplexen verbessert. Die Globalbeurteilung fällt mit der Note 2,44 gut aus (2009: 2,54). Dieser Trend spiegelt sich auch in den weiteren Fragekomplexen wider. Mit Gut (2,09) bewerten die Weiterzubildenden die Betriebskultur. Zufrieden sind sie auch mit der Vermittlung von Fachkompetenz (2,29) und mit der Führungskultur (2,32). Dabei weichen die Einschätzungen beim Vergleich der unterschiedlichen Fachrichtungsgruppen im stationären Bereich kaum voneinander ab.[57]

Mit den beiden Befragungsdurchläufen zur Situation der WB in Deutschland sind umfassende Erkenntnisse gewonnen worden. Ein wesentliches Ziel ist es, einen Weg zu finden, die Ergebnisse künftig für die Qualitätssicherung in der WB nutzen zu können. Die nächste Befragungsrunde ist für 2013 vorgesehen. Die Evaluation der WB soll in regelmäßigen Abständen wiederholt werden.

Eine Übersicht der bundesweiten Mittelwerte der Befragung, der sogenannte Bundesrapport, ist auf den Internetseiten der BÄK abrufbar.[58] Die Ergebnisse für die jeweiligen Bundesländer sind in Form von sogenannten Länderrapporten auf den Homepages der ÄK einsehbar.

56 Vgl. Pressemitteilung der BÄK vom 16.12.2011 (http://www.bundesaerztekammer.de/page.asp?his=1.128.6936.7550.9964).

57 Vgl. Pressemitteilung der BÄK vom 16.12.2011 (http://www.bundesaerztekammer.de/page.asp?his=1.128.6936.7550.9964); Vgl. Deutsches Ärzteblatt, Jg 108, Heft 50, S. A 2696.

58 Vgl. http://www.bundesaerztekammer.de/page.asp?his=1.128.6936.

1.3 Ärztliche Fortbildung

Die ärztliche Fortbildung im Sinne einer berufsbegleitenden Aktualisierung des Wissens und kontinuierlichen Erweiterung der fachlichen Kompetenz gehören seit jeher zum Selbstverständnis des ärztlichen Berufsbildes.[59] Diese ist auch in der Berufsordnung und in den HeilBerG der Länder verankert. Zusätzlich zur Fortbildungsverpflichtung gemäß § 4 der (Muster-)Berufsordnung führte das Gesundheitsmodernisierungsgesetz (GMG) von 2004 eine gesetzliche Pflicht für die Fortbildung von Fachärzten ein, die vorsieht, dass Fortbildungsaktivitäten dokumentiert und nachgewiesen werden müssen.[60] Für Vertragsärzte war der erste Stichtag der 30.09.2009, für Krankenhausärzte der 31.12.2010. Der Nachweis der kontinuierlichen Fortbildung erfolgt mit dem Fortbildungszertifikat der ÄK, welches erteilt wird, wenn der Arzt 250 Fortbildungspunkte innerhalb der Fünfjahresfrist gesammelt hat.

Ziele der regelmäßigen Fortbildung sind die Sicherstellung und kontinuierliche Verbesserung der Behandlungsqualität und somit die Gewährleistung einer hohen Versorgungssicherheit in der Medizin für die Patienten.[61]

Die ÄK unterstützen das Bemühen ihrer Mitglieder um Qualitätssicherung durch formale und inhaltliche Fortbildungsempfehlungen und das Angebot geeigneter eigener Veranstaltungen.

Die inhaltliche Ausgestaltung von Kriterien zur Anerkennung geeigneter Fortbildungsveranstaltungen und die Anrechenbarkeit von Fortbildungsnachweisen einzelner Ärzte liegen in der Regelungskompetenz der Ärzteschaft. Grundlage ist die (Muster-)Fortbildungssatzung der BÄK, die im Jahr 2004 auf dem

59 Vgl. SGB V (2012), S. 163, § 95d.

60 Vgl. Tätigkeitsbericht 2010 der BÄK, S. 61.

61 Vgl. http://www.bundesaerztekammer.de/page.asp?his=1.102 (Stand 24.01.2012).

104. Deutschen Ärztetag verabschiedet wurde.[62]

Im Rahmen der gesetzlichen Verpflichtung können den Ärzten grundsätzlich nur solche Fortbildungsveranstaltungen angerechnet werden, die zuvor von einer ÄK oder anderen Heilberufskammer anerkannt und mit Fortbildungspunkten bewertet worden sind. Näheres regeln die jeweiligen Fortbildungsordnungen der LÄK.[63]

---

62 Vgl. (Muster-)Satzungsregelung, Fortbildung und Fortbildungszertifikat (Stand: 20.05.2004).

63 Vgl. http://www.bundesaerztekammer.de/page.asp?his=1.102 (Stand 24.01.2012).

2 Bedeutung und Aufgaben der Inneren Medizin im Gesundheitswesen

2.1 Definition und Aufgabenbereich der Inneren Medizin

Die Innere Medizin ist die Kerndisziplin, die für die Behandlung erwachsener Menschen mit einer oder mehreren komplexen akuten oder chronischen Erkrankungen sowohl innerhalb als auch außerhalb des Krankenhauses verantwortlich ist. Sie ist patientenorientiert, wissenschaftlich begründet und ethischen und ganzheitlichen Prinzipien der Versorgung verpflichtet.[64]

Die Innere Medizin ist eine klinische und eine wissenschaftliche Disziplin, die medizinische Erkenntnisse, Methoden und Fertigkeiten entwickelt und verbreitet. Sie nutzt die Erkenntnisse anderer medizinischer Fachgebiete und integriert diese in ihre eigenen Strategien für die Diagnostik und die Behandlung individueller Patienten.

Neben den Problemen durch Mehrfacherkrankungen und durch schwierige oder komplexe Diagnosen, stellen auch Prävention, Therapie akuter und chronischer Erkrankungen sowie die palliative Betreuung, spezielle Betätigungsfelder der Inneren Medizin dar.

Internisten sind in der Lage, ihr theoretisches Wissen auf die Behandlung der Patienten zu übertragen. Sie stellen sich den Herausforderungen wechselnder Standards für die Entscheidungsfindung, der Qualitätsverbesserung, notwendiger Sicherheitsvorkehrungen und integrierter Versorgungssysteme.

64 Vgl. für das gesamte Kapitel 2, die Übersetzung des Positionspapiers der Europäischen Föderation für Innere Medizin (EFIM), J. Köbberling (2009), Der Internist Heft 8 (2009), S. 1008-1009.

2.2 Grundlagen der Inneren Medizin

a. Patientenbetreuung

Internisten sind kompetente Ärzte die alle Gesundheitsprobleme ihrer persönlich betreuten Patienten, so komplex sie auch sein mögen, berücksichtigen können. Die demographische Entwicklung in Europa lässt erkennen, dass wir in Zukunft mehr und mehr mit Patienten zu tun haben, die gleichzeitig mit verschiedenen gesundheitlichen Problemen zu tun haben und die daher eine koordinierende Betreuung benötigen. Die Innere Medizin deckt das gesamte Spektrum der Betreuung ab: Prävention („gesund bleiben"), Akutbehandlung („gesund werden"), chronische Behandlung („mit der Krankheit leben") und Palliativbehandlung („Betreuung am Ende des Lebens").

Wenn verschiedene Fachgebiete bei der Betreuung eines Patienten zu beteiligen sind, hat die Innere Medizin die Aufgabe, eine Gesamtstrategie für eine koordinierende Behandlung zu entwickeln.

In vielen Ländern ist die Innere Medizin sowohl im Krankenhaus als auch in der ambulanten Versorgung der Patienten tätig und unterstützt auf diese Weise eine optimale Koordination über die Versorgungsstufen hinweg.

b. Medizinische Kenntnisse

Internisten sind in der Lage, neue medizinische Erkenntnisse wahrzunehmen und kritisch zu analysieren. Sie verstehen den wissenschaftlichen Hintergrund und die Pathophysiologie der Erkrankungen mit denen sie üblicherweise zu tun haben, und sie wenden diese Kenntnis auch zur Klärung bisher unbekannter Störungen an. Internisten tragen damit zur Weiterentwicklung ihrer Wissenschaft bei. Sie messen ihrer eigenen Fortbildung eine hohe Bedeutung zu, und sie widmen sich intensiv der Wissensvermittlung für Studenten, Weiterbildungsassistenten, andere Kollegen, nicht-ärztliche Mitarbeiter sowie Patienten und sonstige Laien.

c. Kommunikative Fähigkeiten
Die Internisten erkennen die große Bedeutung einer sorgfältigen Anamneseerhebung und einer klinischen Untersuchung. Sie stellen sicher, dass die wichtigen Informationen mit den Patienten und ihren Angehörigen diskutiert werden und dokumentieren sorgfältig ihre Informationen. Sie besprechen sich ausführlich mit ihren Kollegen sowie mit anderen an der Behandlung beteiligten Personen. Soweit erforderlich, müssen sie mit der Krankenhausverwaltung, mit Kostenträgern, Politikern, Pressevertretern und interessierten Gruppierungen der Öffentlichkeit kommunizieren.

d. Ethische Aspekte
Internisten machen sich die Prinzipien ethischen Verhaltens zu eigen, die in der Charta der ärztlichen Berufsethik zusammengefasst sind (Charta of medical Professionalism)[65], die von der European Federation of Internal Medicine (EFIM), dem amerikanischen College of Physicians sowie dem amerikanischen Board auf International Medicine herausgegeben worden ist. Sie dienen ihren Patienten mit Altruismus und Empathie und wahren die Vertraulichkeit. Sie respektieren die Selbstbestimmung des Patienten und unterstützen ihn dabei, auf der Basis ausreichender Informationen selbst Entscheidungen über die Behandlung zu treffen (informed consent).

Internisten sind sich jederzeit ihrer Verantwortung gegenüber der Gesellschaft bewusst. Wenn sich hierbei Interessenskonflikte ergeben bemühen sie sich um evidenzbasierte Lösungen.

Internisten sind einem lebenslangen Lernen und der Aufrechterhaltung notwendiger Fähigkeiten zu Erbringung einer qualitativ hochwertigen Medizin verpflichtet. Sie sind auch der kritischen Beurteilung und Verbreitung neuen Wissens und der Einführung wissenschaftlicher Informationen und neuer Technologien verpflichtet. Die Sicherheit des Patienten steht für sie dabei obenan. Sie bemühen sich um eine ständige Verbesserung der Behandlungsqualität und um einen Abbau von Zugangsbarrieren zur Medizin.

e. Akademische Aktivitäten
Internisten sind der Lehre und der Weitergabe ihrer Philosophie an Medizinstudenten und Weiterbildungsassistenten verpflichtet. Sie übernehmen eine wichtige Rolle in der Organisation und Weiterentwicklung der Universitäten und der Kliniken. Sie sind sowohl in der Grundlagenforschung als auch in der klinischen Forschung aktiv und sie stehen in erster Reihe bei der sog. translationalen Forschung und ihrer Anwendung in der Patientenbetreuung.

f. Organisation und Verantwortung
Internisten sind sich der besonderen Eigenheiten und der integrierenden Natur ihres Faches mit dem multidisziplinären Ansatz und der notwendigen Teamarbeit bewusst. Das weite Spektrum an Erkenntnissen und Fähigkeiten von Internisten prädestiniert sie für eine führende Rolle bei der Anwendung von evidenzbasierter Medizin und Kosten-Nutzen-Strategien bei der Prävention, Diagnostik und Behandlung komplexer medizinischer Störungen.

2.3 Innere Medizin in den europäischen Gesundheitssystemen: strategische Aspekte

a. Integrierte Versorgung
Internisten übernehmen die Verantwortung für eine geordnete medizinische Versorgung aller Patienten, die eines solchen integrierten Ansatzes bedürfen. Als patientenorientierte Ärzte garantieren die Internisten eine wissenschaftlich begründete effiziente und auf den Patienten zugeschnittene diagnostische und therapeutische Strategie, die die besonderen Bedürf-

65 Vgl. Lancet (2002); 359:520-2.

nisse, Komorbiditäten und Neigungen des individuellen Patienten berücksichtigt.

Internisten können aufgrund ihrer Qualifikation die Behandlung von Patienten mit mehrfachen Gesundheitsproblemen, verschiedenen Organ- und Systemerkrankungen und unklaren Symptomen sicherstellen. Die Koordination der Behandlung von Patienten mit Polymorbidität liegt bei ihnen in den besten Händen.

Die medizinische Versorgung ist heutzutage fast immer auf Teamarbeit angewiesen. Internisten haben eine besondere Fähigkeit, interdisziplinäre Teams zu führen und zu koordinieren. Die Herausforderung liegt dabei darin, die verschiedenen Gesundheitssysteme zu kennen und zum Nutzen des Patienten synergistisch einzusetzen.

b. Innere Medizin im Krankenhaus

Der Internist spielt im Krankenhaus eine zentrale Rolle als Koordinator der interdisziplinären Diagnostik und Therapie. In der klinischen Medizin muss daher ein gut strukturiertes System für eine solche Koordination durch die Internisten aufgebaut werden. Hiermit lassen sich Qualitätsverbesserungen und gleichzeitig Kosteneinsparungen verwirklichen. Ähnlich günstige Effekte können durch eine Verstärkung der Kooperation zwischen Krankenhaus, Ärzten und niedergelassenen Ärzten erzielt werden. Mit einem solchen Ansatz kann eine kontinuierliche Versorgung der Patienten sichergestellt werden. Die Innere Medizin muss demnach eine führende Rolle bezüglich aller Elemente einer interdisziplinären Kooperation im Krankenhaus übernehmen.

c. Innere Medizin und Gesellschaft

In der zunehmend alternden Bevölkerung nimmt die Zahl an Patienten mit chronischen Erkrankungen kontinuierlich zu. Hiermit wird die Bedeutung einer Koordination für solche Patienten immer wichtiger. Eine bessere Koordination hat positive Auswirkungen auf die medizinische Qualität, auf den Zugang zu medizinischen Maßnahmen, insbesondere den rationalen Einsatz der begrenzten Ressourcen unter Kosten-Nutzen-Aspekten. Internisten sind die richtigen Spezialisten für die Koordinierung der patientenorientierten Versorgung. Sie sind für die Disease-Management-Programme verantwortlich und bieten für viele der heutigen komplexen Probleme des Gesundheitswesens qualitativ hochwertige Lösungen. Diese besondere Rolle der Internisten führt zu wesentlichen Vorteilen: hohe Patientenzufriedenheit, optimale Diagnostik und Therapie, Kosteneffektivität.

Alle europäischen Länder benötigen integrierte Gesundheitssysteme, die die Koordination der verschiedenen medizinischen Spezialgebiete, um ihre ständig wachsenden diagnostischen und therapeutischen Möglichkeiten sicherstellen. Die medizinische Versorgung muss optimiert, nicht maximiert werden. Internisten sind patientenorientierte Spezialisten, die diese Anforderungen erfüllen. Als „Generalisten" haben sie eine breite Kenntnis aller Aspekte der Inneren Medizin, was sie in die Führungsrolle für die Koordination in der medizinischen Versorgung versetzt. Die Innere Medizin hat daher eine wichtige Schlüsselrolle für jedes nationale Gesundheitssystem.

3 Berufsbild Internist

Ärzte können sich im Gebiet Innere Medizin unter Einbeziehung des wissenschaftlichen Fortschritts auf die Vorbeugung, Erkennung, Behandlung und Rehabilitation von internistischen Erkrankungen allgemein oder speziell auf Erkrankungen des Gefäßsystems *(Angiologie)*, des Stoffwechsels und der Hormone *(Endokrinologie und Diabetologie)*, der Verdauungsorgane *(Gastroenterologie)*, des Bluts und der blutbildenden Organe *(Hämatologie und Onkologie)*, des Herzens und Kreislaufs *(Kardiologie)*, der Nieren und ableitenden Harnwege *(Nephrologie)*, der Atmungsorgane *(Pneumologie)* und des Knochengerüsts und Bindegewebes *(Rheumatologie)* weiterbilden.[66] Jede dieser Kompetenzen erfordert eine spezielle medizinische Versorgung und zum Teil tiefer gehende Kenntnisse und Erfahrungen, so dass in jedem Teilbereich der Inneren Medizin eine spezifische WB notwendig ist. Andererseits stehen alle Erkrankungen auch in vielschichtigen Wechselbeziehungen, die bei den meisten internistischen Diagnosen zur Beteiligung verschiedener Organe führen und komplexe diagnostische Überlegungen unerlässlich machen. Aus diesem Grunde gibt es neben den spezialisierten Internisten (z. B. Angiologe) auch einen übergreifenden FA für Innere Medizin (Internist).[67] Dieser kann grundsätzlich sowohl im hausärztlichen als auch im fachärztlichen Versorgungsbereich tätig sein (▸ Infobox 8 und 9).[68] Eine Zulassung hängt vom Stand der Bedarfsplanung im jeweiligen Planungsbereich ab (▸ Infobox 7). ▸ Tabelle 2 zeigt die Berufsmöglichkeiten für die FA-Kompetenzen in den Gebieten Innere Medizin und Allgemeinmedizin. Der FA für Innere Medizin koordiniert und steuert als „Generalist" die Diagnose- und Behandlungsprozesse und überweist bei Bedarf an einen spezialisierten Internisten. Alle Befunde, Untersuchungs- und Therapieergebnisse sollten idealerweise beim Internisten zusammenlaufen.

Tabelle 2: Berufsmöglichkeiten für die FA-Kompetenzen in den Gebieten Innere Medizin und Allgemeinmedizin

	Stationäre Versorgung	Niederlassung hausärztliche Versorgung	Niederlassung fachärztliche Versorgung
FA IM	X	X (Voraussetzung sind ambulant absolvierte Zeiten in der hausärztlichen Versorgung))	X
FA AM	X	X	nein
FA IM & Angio*	X	X	X

** Die Spezialisierung Angiologie dient lediglich zur Verdeutlichung des Beispiels und kann durch jede beliebige Spezialisierung der Inneren Medizin ersetzt werden.*

Legende: FA = Facharzt; IM = Innere Medizin; AM = Allgemeinmedizin; I = Innere
Quellen: SGB V (2012) und MWBO 2003 (Stand: 25.06.2010).

Infobox 7

Zuständig für die Bedarfsplanung im Planungsbereich sind die Kassenärztlichen Vereinigungen der Bundesländer. Hauptaufgabe der **Kassenärztlichen Vereinigungen** sind die Erfüllung der ihnen durch das SGB V (Sozialgesetzbuch V) übertragenen Aufgaben (§ 77 SGB V) und die Sicherstellung der ambulanten kassenärztlichen Versorgung (§ 75 SGB V), daneben die Vertretung der Rechte der Vertragsärzte gegenüber den Krankenkassen und die Überwachung der Pflichten der Vertragsärzte (§ 75 SGB V Abs. 2). Die Aufgabe der Vertretung der Interessen ihrer Mitglieder wird ihnen im SGB V nicht zugeschrieben.

Infobox 8

Für verbindliche Auskünfte zu Niederlassungsfragen im haus- und fachärztlichen Versorgungsbereich sind die Kassenärztlichen Vereinigungen (KVen) der Länder zuständig. Aus diesem Grund sollten Auskünfte stets bei der jeweils zuständigen KV direkt eingeholt werden.

66 Vgl. www.internisten-im-netz.de/de_innere-medizin_184.html, (Stand: 05.08.2008).

67 Vgl. www.internisten-im-netz.de/de_innere-medizin_184.html, (Stand: 05.08.2008).

68 Vgl. SBG V (2012), § 73.

Infobox 9

§ 73 Kassenärztliche Versorgung[1]

(1) Die vertragsärztliche Versorgung gliedert sich in die hausärztliche und die fachärztliche Versorgung. Die hausärztliche Versorgung beinhaltet insbesondere

1. die allgemeine und fortgesetzte ärztliche Betreuung eines Patienten in Diagnostik und Therapie bei Kenntnis seines häuslichen und familiären Umfeldes; Behandlungsmethoden, Arznei- und Heilmittel der besonderen Therapierichtungen sind nicht ausgeschlossen,
2. die Koordination diagnostischer, therapeutischer und pflegerischer Maßnahmen,
3. die Dokumentation, insbesondere Zusammenführung, Bewertung und Aufbewahrung der wesentlichen Behandlungsdaten, Befunde und Berichte aus der ambulanten und stationären Versorgung,
4. die Einleitung oder Durchführung präventiver und rehabilitativer Maßnahmen sowie die Integration nichtärztlicher Hilfen und flankierender Dienste in die Behandlungsmaßnahmen.

(1a) An der hausärztlichen Versorgung nehmen

1. Allgemeinärzte,
2. Kinderärzte,
3. Internisten ohne Schwerpunktbezeichnung, die die Teilnahme an der hausärztlichen Versorgung gewählt haben,
4. Ärzte, die nach § 95a Abs. 4 und 5 Satz 1 in das Arztregister eingetragen sind und
5. Ärzte, die am 31.12.2000 an der hausärztlichen Versorgung teilgenommen haben,

teil (Hausärzte).

Die übrigen Fachärzte nehmen an der fachärztlichen Versorgung teil. Der Zulassungsausschuss kann für Kinderärzte und Internisten ohne Schwerpunktbezeichnung eine von Satz 1 abweichende befristete Regelung treffen, wenn eine bedarfsgerechte Versorgung nicht gewährleistet ist. Kinderärzte mit Schwerpunktbezeichnung können auch an der fachärztlichen Versorgung teilnehmen. Der Zulassungsausschuss kann Allgemeinärzten und Ärzten ohne Gebietsbezeichnung, die im Wesentlichen spezielle Leistungen erbringen, auf deren Antrag die Genehmigung zur ausschließlichen Teilnahme an der fachärztlichen Versorgung erteilen.

1 Vgl. SGB V (2012), § 73 (1) und (1a).

Bei der medizinischen Betreuung berücksichtigt der Internist Einflussfaktoren wie z. B. die persönliche und familiäre Krankheitsgeschichte, das körperliche Befinden und das psychosoziale Umfeld des Patienten, um ihm im Ganzen gerecht zu werden. Daher ist die Versorgung der Patienten mit Erkrankungen der inneren Organe interdisziplinär ausgerichtet. Im hausärztlichen Versorgungsbereich arbeitet der Internist neben den internistischen Kollegen in einem engen Netzwerk mit gut ausgebildeten Kollegen verschiedener Disziplinen (Radiologen, Chirurgen etc.) zusammen.

Fachärzte für Innere Medizin sind vorwiegend in Krankenhäusern, Hochschulkliniken, Facharztpraxen, in Gesundheitszentren, Medizinischen Versorgungszentren oder als Hausärzte tätig. Darüber hinaus können sie in der Forschung oder auch in der Lehre tätig sein.[69]

Die WB im Gebiet der Inneren Medizin gemäß der MWBO (Stand: 25.06.2010) dauert je nach Facharztkompetenz fünf bzw. sechs Jahre.[70]

3.1 Entwicklung des Berufsbildes Internist

Mehrere Jahrzehnte nach der Entwicklung der Inneren Medizin im 19. Jahrhundert in

69 Vgl. www.internisten-im-netz.de/de_innere-medizin_184.html, (Stand: 05.08.2008).

70 Vgl. MWBO 2003 (Stand: 25.06.2010), S. 69 bis S. 88.

Deutschland etablierte sich die Berufsbezeichnung Internist während der Zeit der Weimarer Republik. Auf dem Deutschen Ärztetag (DÄT)[71] von 1924 wurde die bis dato ungeregelte Bezeichnungsvielfalt auf 14 Sondergebiete beschränkt, zu denen das Gebiet Innere Medizin zusammen mit den Nervenkrankheiten gehörte. Ab 1949 waren die Berufe Internist und Pneumologe in beiden Teilen Deutschlands eigenständig. 1968 wurde auf dem 71. Ärztetag in Wiesbaden das Facharztwesen eingeführt und dem übergeordneten Fachgebiet Innere Medizin sechs Subspezialisierungen zugeordnet.[72]

Vier Jahre später auf dem 75. Ärztetag 1972 wurde der Arzt für Allgemeinmedizin eingeführt. Die neue Bezeichnung für Praktische Ärzte mit geregelter WB erkannte die Möglichkeit der „Spezialisierung auf das Allgemeine" an und sollte die hausärztliche Medizin aufwerten. Diskussionen und Missstimmungen in der Ärzteschaft führten schließlich 1976 dazu, dass alle Facharzttitel in den anderen Schwerpunkten abgeschafft wurden. Der FA für Innere Medizin firmierte von nun an als „Arzt für Innere Medizin".

Nach der Wiedervereinigung Deutschlands kehrten auf dem 99. Ärztetag in Hamburg 1991 der FA für Allgemeinmedizin sowie der FA für Innere Medizin in die Weiterbildungssystematik zurück. Das Gebiet Innere Medizin umfasst die bis heute geltenden acht Schwerpunkte bzw. seit dem 106. DÄT 2003 acht Facharztkompetenzen.[73]

Eine Überschneidung der Berufsbilder von überwiegend hausärztlich tätigen Internisten und Allgemeinmedizinern führte auf dem 105. Ärztetag in Rostock 2002 dazu, dass die beiden Gebiete Innere Medizin und Allgemeinmedizin zusammengeführt wurden und ein einheitliches Curriculum für die Basisweiterbildung geschaffen wurde. Auf dem 106. Ärztetag in Köln 2003 wurde die Zusammenführung der beiden Gebiete in die MWBO aufgenommen.[74] Zeitgleich wurde mit einer 3-jährigen Basisweiterbildung im Gebiet der Inneren Medizin die Möglichkeit geschaffen, schon nach sechs Jahren die Facharztanerkennung in der Spezialisierung zu erreichen. Es entstanden nun neun Varianten der Facharztqualifikation im Gebiet Innere Medizin und Allgemeinmedizin (vom FA für Innere und Allgemeinmedizin bis hin zum FA für Innere Medizin und Schwerpunkt „XY"). Damit war das

71 Vgl. http://www.bundesaerztekammer.de/page.asp?his=0.2 (Stand: 23.05.2008).

72 Vgl. Schröter, Thomas: Ärztebl. Thüringen 2008, 19 (5), S. 265.

73 Vgl. Schröter, Thomas: Ärztebl. Thüringen 2008, 19 (5), S. 265.

74 Vgl. MWBO 2003 (Stand: Mai 2005), S. 60 ff.

Abbildung 4: Entwicklung des Gebietes Innere Medizin und seiner Facharztkompetenzen 2003 bis 2012

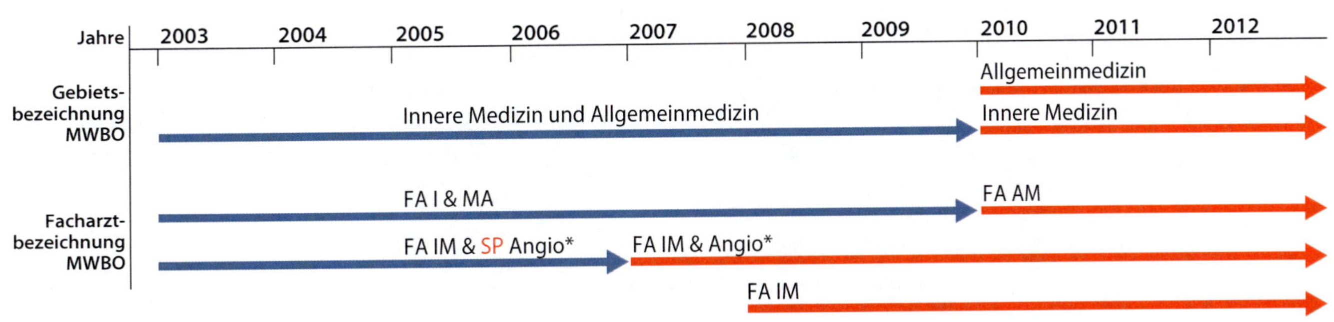

*Die Spezialisierung Angiologie dient lediglich zur Verdeutlichung des Beispiels und kann durch jede beliebige Spezialisierung der Inneren Medizin ersetzt werden.

Berufsbild des Internisten als Generalist im Gebiet nicht mehr vorgesehen.[75]

Der Beschluss von Köln 2003, den Internisten und Allgemeinarzt zu verschmelzen (FA für Innere und Allgemeinmedizin), die Abschaffung des Internisten als Generalisten und die gleichzeitige Einschränkung, dass eine WB zum Internisten nur in Verbindung mit einer Spezialisierung zu realisieren ist, war einerseits ein Schritt in Richtung Harmonisierung der ärztlichen WB in der Europäischen Union (EU), andererseits widersprach aber die Verschmelzungsversion dem europäischen Recht in zweifacher Hinsicht:

Erstens dürfte Deutschland nicht nur Internisten im Sinne des "Facharztes für Innere Medizin und Schwerpunkt „XY“ in Brüssel notifiziert halten, deren internistische Basisweiterbildung sich auf drei Jahre beschränkt und die nur weitere drei Jahre in der Spezialisierung absolvieren. Hier sah die EU-Kommission die Gefahr, dass deutsche Internisten in anderen EU-Ländern zukünftig die doppelte Anerkennung einfordern könnten, z.B. als Internist und als Kardiologe. Nach der EU-Richtlinie sind spezialisierte Internisten mit drei oder vier Jahren Weiterbildungsdauer eigenständige fachärztliche Bezeichnungen und verkörpern ein ganz anderes Berufsbild als der europarechtlich definierte Internist nach fünf Jahren Weiterbildungszeit.[76] Aus diesem Grunde war die Wiedereinführung des europakonformen Facharztes für Innere Medizin auf dem 110. DÄT in Münster 2007 unabdingbar.

Zweitens dürfte Deutschland nicht ausschließlich für Hausärzte aus den EU-Ländern den in Brüssel notifizierten Titel „Facharzt für Allgemeinmedizin“ vorsehen und den deutschen Ärzten den Titel „Facharzt für Innere und Allgemeinmedizin“ beurkunden.[77]

75 Vgl. MWBO 2003 (Stand: Mai 2005), S. 60 ff.

76 Vgl. Schröter, Thomas: Ärztebl. Thüringen 2008, 19 (5), S. 265 f.

77 Vgl. Schröter, Thomas: Ärztebl. Thüringen 2008, 19 (5), S. 265 f.

Außerdem hatten fünf Kammern (Hessen, Mecklenburg-Vorpommern, Niedersachsen, Rheinland-Pfalz und Thüringen) nach dem Beschluss von Köln 2003 und abweichend vom Ärztetagsbeschluss in Rostock 2002 den Internisten ohne Schwerpunkt beibehalten.

Auf dem 110. Deutschen Ärztetag in Münster 2007 wurde daraufhin der FA für Innere Medizin wieder eingeführt. Der Beschluss zielte vor allem darauf ab, die von europäischer Ebene geforderte bundeseinheitliche WB von Allgemeinmedizinern und Internisten herzustellen. Damit kann sich ein FA für Innere Medizin EU-weit als Internist bezeichnen, der spezialisierte Internist dagegen als z.B. Kardiologe und nicht mehr als Internist und Schwerpunkt „XY“.

Bis Juli 2009 hatten alle LÄK den FA für Innere Medizin wieder eingeführt. Dennoch konnten die Forderungen der Europäischen Union nach bundeseinheitlicher Umsetzung nicht ganz erfüllt werden, denn Berlin hatte neben der Wiedereinführung des Facharztes für Innere Medizin die Allgemeinmedizin aus dem gemeinsamen Gebiet der Inneren Medizin ausgegliedert und damit den Allgemeinmedizinern wieder ein eigenständiges Gebiet zugeteilt.

Schließlich wurde auf dem 113. DÄT in Dresden 2010 beschlossen, das Gebiet Allgemeinmedizin wieder einzuführen und somit den FA für Allgemeinmedizin aus dem Gebiet Innere Medizin auszugliedern. Ein wesentlicher Grund hierfür war, dass einzelne LÄK den Beschluss des Deutschen Ärztetages 2003 in Köln (den FA für Allgemeinmedizin mit dem FA für Innere Medizin mit dem Ziel zu verschmelzen, dass künftig Fachärzte für Innere und Allgemeinmedizin die hausärztliche Versorgung und spezialisierte Internisten die fachärztliche Versorgung sicherstellen) nie gefolgt sind. Die LÄK Hessen, Mecklenburg-Vorpommern, Niedersachsen, Rheinland-Pfalz und Thüringen hatten seit der Novellierung der MWBO von 1992 den FA für Innere Medizin fortgeschrieben.[78]

► **Tabelle 3** gibt eine Übersicht der LÄK zur Umsetzung des Beschlusses des 113.

78 Vgl. Wege der Weiterbildung im Gebiet Innere Medizin und Allgemeinmedizin, S. 12.

Tabelle 3: Übersicht der LÄK zur Umsetzung des Beschlusses des 113. DÄT 2011 in Dresden

Landesärztekammern	Trennung des Gebietes Innere Medizin und Allgemeinmedizin in den WBO´s der LÄK gemäß Beschluss des 113. DÄT 2010 (Stand: 01.03.2012)	Abweichungen im Gebiet Innere Medizin von der MWBO 2003 (Stand: 25.06.2010)
Landesärztekammer Baden-Württemberg	umgesetzt	
Bayerische Landesärztekammer	umgesetzt	
Ärztekammer Berlin		FA für Innere Medizin und Geriatrie
Landesärztekammer Brandenburg	umgesetzt	FA für Innere Medizin und Geriatrie
Ärztekammer Bremen	umgesetzt	
Ärztekammer Hamburg	umgesetzt	
Landesärztekammer Hessen	umgesetzt	
Ärztekammer Mecklenburg-Vorpommern	umgesetzt	FA für Innere Medizin und Infektiologie
Ärztekammer Niedersachsen	umgesetzt	
Ärztekammer Nordrhein	umgesetzt	
Landesärztekammer Rheinland-Pfalz	umgesetzt	
Ärztekammer des Saarlandes*	nicht umgesetzt	FA für Innere und Allgemeinmedizin
Sächsische Landesärztekammer	umgesetzt	
Ärztekammer Sachsen-Anhalt	umgesetzt	FA für Innere Medizin und Geriatrie
Ärztekammer Schleswig-Holstein	umgesetzt	
Landesärztekammer Thüringen	umgesetzt	
Ärztekammer Westfalen-Lippe	umgesetzt	

Quellen: aktuelle WBO´s der LÄK
**Die ÄK Saarland hat im April 2011 einen Nachtrag zur WBO beschlossen, dieser ist jedoch noch nicht von den Kammer- und HeilBerG des Landes genehmigt.*

Deutschen Ärztetages 2010 in Dresden bezüglich der Trennung des Gebietes Innere Medizin und Allgemeinmedizin mit Stand vom 01.03.2012.

Bis auf die ÄK Saarland, haben alle anderen ÄK das Gebiet Allgemeinmedizin aus dem Gebiet der Inneren Medizin ausgegliedert und sind dem Beschluss des 113. DÄT in Dresden gefolgt. Des Weiteren führen die ÄK Berlin, Brandenburg und Sachsen-Anhalt einen FA für Innere Medizin und Geriatrie, die ÄK Mecklenburg Vorpommern führt noch den FA für Infektiologie.

Die DGIM unterstützt die Einführung eines Facharztes für Innere Medizin und Geriatrie als Experten für alte, multimorbide Patienten. Der neue Facharzt soll keine Konkurrenz für niedergelassene Allgemeinmediziner oder hausärztliche Internisten werden. Den Facharzt für Innere Medizin und Geriatrie konzipiert die DGIM als einen Experten, der dann zu Rate gezogen wird, wenn der Hausarzt in Bezug auf den multimorbiden, intensiv medikamentös behandelten Patienten die Meinung eines weiteren Experten heranziehen möchte. Als Spezialist für Multimorbidität wäre er beispielsweise in der Lage, zu entscheiden, welche Erkrankungen vorrangig zu behandeln sind, wenn nicht alle wünschenswerten Therapien praktisch umsetzbar sind.

3.2 Trennung des Gebietes Innere Medizin und Allgemeinmedizin

Der Beschluss des 113. DÄT in Dresden 2010 die Allgemeinmedizin aus dem Gebiet der Inneren Medizin auszugliedern und wieder als eigenständiges Gebiet zu etablieren sowie die Facharztkomptenzen 13.2 bis 13.9 der MWBO im Gebiet Innere Medizin durch Streichung der Bezeichnung „Schwerpunkt" umzubenennen, führte zu neun Facharztkompetenzen im Gebiet Innere Medizin:

1 Gebiet Allgemeinmedizin
Facharzt für Allgemeinmedizin (Hausarzt/ Hausärztin)[79]

13 Gebiet Innere Medizin
13.1 Facharzt/Fachärztin für Innere Medizin (Internist/Internistin)
13.2 bis 13. 9 Facharzt/Fachärztin für Innere Medizin und Angiologie (Angiologe/Angiologin)......und Rheumatologie (Rheumatolge/Rheumatolgin).[80]
Der Facharzt für Allgemeinmedizin sowie die Weiterbildungswege im Gebiet Innere Medizin durchlaufen eine *einheitliche* stationäre Basisweiterbildung von drei Jahren im Gebiet Innere Medizin bei einem Befugten an einer Weiterbildungsstätte gemäß § 5 Abs. 1 Satz 1 der MWBO 2003 (Stand: 25.06.2010).[81] Dabei kann der FA für Allgemeinmedizin bis zu 18 Monate seiner stationären Basisweiterbildung in den Gebieten der unmittelbaren Patientenversorgung (auch 3 Monats-Abschnitte) auch im ambulanten Bereich angerechnet bekommen.[82]

Für den FA für Allgemeinmedizin schließt sich eine 2-jährige WB in der ambulanten hausärztlichen Versorgung an, wovon bis zu sechs Monate in Chirurgie (auch 3 Monats-Abschnitte) angerechnet werden können. Zudem ist eine 80 Stunden Kurs-Weiterbildung gemäß § 4 Abs. 8 in Psychosomatischer Grundversorgung für die Zulassung zur Facharztprüfung gefordert.[83]

Für den FA für Innere Medizin folgt nach der Basisweiterbildung eine 2-jährige WB in der stationären Inneren Medizin oder falls die Weiterbildungsstätte keine vollumfängliche Befugnis für Innere Medizin besitzt, können die 24 Monate auch in den Facharztkompetenzen 13.1 bis 13.9 im Gebiet Innere Medizin gemäß MWBO 2003 (Stand: 25.06.2010), abgeleistet werden, wobei jedoch mindestens zwei Spezialisierungen zu durchlaufen sind, so dass der FA für Innere Medizin maximal 12 Monate in ein und derselben Spezialisierung weitergebildet werden darf.[84]

Für die Facharztkompetenzen 13.2 bis 13.9 im Gebiet Innere Medizin gemäß MWBO 2003 (Stand: 25.06.2010) schließt sich an die Basisweiterbildung eine 3-jährige WB in der entsprechenden Spezialisierung an, wobei davon bis zu 18 Monate im ambulanten Bereich abgeleistet werden können.[85]

Für die Facharztkompetenzen im Gebiet Innere Medizin können die sechs Monate internistische Intensivmedizin während der Basisweiterbildung oder während der anschließenden 24 Monate WB Innere Medizin in 13.1 bzw. der anschließenden 36 Monate WB in der entsprechenden Spezialisierung 13.2 bis 13.9 abgeleistet werden. In ► **Abbildung 5** werden die möglichen Weiterbildungswege im Gebiet Innere Medizin gemäß aktueller MWBO der BÄK noch einmal zusammengefasst.

3.3 Möglichkeiten der Weiterbildung für Internisten

Die Wiedereinführung des Facharztes für Innere Medizin auf dem 110. Deutschen Ärztetag in Münster 2007 sowie die Ausgliederung der Allgemeinmedizin aus dem Gebiet der Inneren Medizin auf dem 113. Deutschen Ärztetag 2010 in Dresden macht die Gestaltungsmöglichkeiten für die WB außerordentlich flexibel. Zum einen müssen sich junge Ärzte bei ihrer Berufswahl nicht mehr sofort festlegen, zum anderen vergrößert diese Regelung ihre Chancen und lässt zudem die Berufsgestaltungsmöglichkeiten für die Zukunft offen (Hausarzt, Internist oder Spezialist). Durch entsprechende zusätzliche Weiterbildungszeiten können auch Doppel-Qualifikationen erworben werden. Konkret bedeutet dies,

79 Vgl. MWBO 2003 (Stand: 25.06.2010), S. 22.
80 Vgl. MWBO 2003 (Stand: 25.06.2010), S. 69 ff.
81 Vgl. MWBO 2003 (Stand: 25.06.2010), S. 69.
82 Vgl. MWBO 2003 (Stand: 25.06.2010), S. 22f.
83 Vgl. MWBO 2003 (Stand: 25.06.2010), S. 22.
84 Vgl. MWBO 2003 (Stand: 25.06.2010), S. 71.
85 Vgl. MWBO 2003 (Stand: 25.06.2010), S. 73 - S. 88.

dass der FA für Innere Medizin durch eine zusätzliche WB (24 Monate) in der ambulanten hausärztlichen Versorgung auch die Facharztbezeichnung Allgemeinmedizin erwerben kann (umgekehrt: der FA für Allgemeinmedizin kann durch eine zusätzliche WB von 24 Monaten in stationärer Innerer Medizin auch die Facharztbezeichnung Innere Medizin erwerben). Die Gesamtweiterbildungszeit für diesen Fall beträgt also mindestens sieben Jahre. Sollen zwei Facharztkompetenzen im Gebiet Innere Medizin erworben werden, beträgt die Gesamtweiterbildungszeit allerdings mindestens acht Jahre.

Abbildung 5: Weiterbildung im Gebiet Innere Medizin gemäß MWBO 2003 (Stand: 25.06.2010)
(Quelle: Vgl. MWBO 2003 (Stand: 25.06.2010) S. 69 – S. 88)

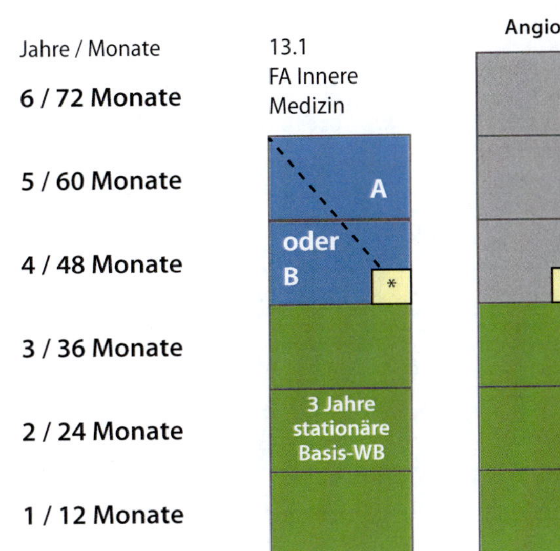

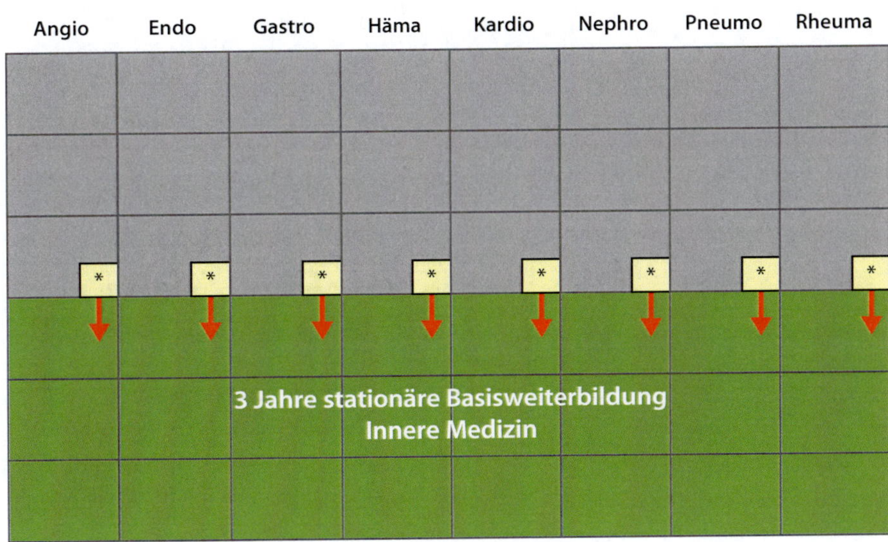

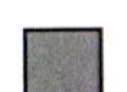 Weiterbildung in den verschiedenen Spezialisierungen (13.2 bis 13.9)

 Die 6-monatige internistische Intensivmedizin kann auch während der Basisweiterbildung abgeleistet werden

A 24 Monate stationäre Weiterbildung Innere Medizin **oder**

B 24 Monate stationäre Weiterbildung in den Facharztkompetenzen 13.1 bis 13.9 in mindestens 2 verschiedenen Facharztkompetenzen

Begriffserläuterungen (MWBO):

Basisweiterbildung: Definierte gemeinsame Inhalte von verschiedenen Facharztweiterbildungen innerhalb eines Gebietes.*

Gebiet: Ein Gebiet spiegelt einen definierten Teil in einer Fachrichtung der Medizin wider.**

Kompetenz: Kompetenz stellt die Teilmenge der Inhalte eines Gebietes dar, die Gegenstand der Weiterbildung zum Erwerb von Kenntnissen, Erfahrungen und Fertigkeiten in einer Facharzt-, Schwerpunkt- oder Zusatz-Weiterbildung sind und durch Prüfung nachgewiesen werden.***

Gebiete der unmittelbaren Patientenversorgung: Allgemeinmedizin, Anästhesiologie, Augenheilkunde, Chirurgie, Frauenheilkunde und Geburtshilfe, Hals-Nasen-Ohrenheilkunde, Haut- und Geschlechtskrankheiten, Humangenetik, Innere Medizin, Kinder- und Jugendmedizin, Kinder- und Jugendpsychiatrie und -psychotherapie, Mund-Kiefer-Gesichtschirurgie, Neurochirurgie, Neurologie, Physikalische und Rehabilitative Medizin, Psychiatrie und Psychotherapie, Psychosomatische Medizin und Psychotherapie, Strahlentherapie, Urologie.****

** Vgl. MWBO 2003 (Stand: 25.06.2010), S. 8, § 2a (2).*

*** Vgl. MWBO 2003 (Stand: 25.06.2010), S. 7, § 2 (2).*

**** Vgl. MWBO 2003 (Stand: 25.06.2010), S. 8, § 2a (1).*

***** Vgl. MWBO 2003 (Stand: 25.06.2010), S. 8, § 2a (7).*

Infobox 10

Eine Übersicht der Facharztkompetenzen (Facharzttitel) im Gebiet Innere Medizin aus den Weiterbildungsordnungen der LÄK befindet sich im **Anhang (B.)** dieses Handbuches.

Die doppelten Qualifikationen sind führbar, z. B. FA für Innere Medizin/FA für Angiologie.
Zudem dürften Internisten mit Doppelqualifikation vor allem in Krankenhäusern, die nicht sämtliche Spezialisierungen vertreten haben, benötigt werden, da breite internistische Grundkenntnisse neben der spezialisierten Leistung angeboten werden. Für die Arbeitgeber in den Krankenhäusern ist der Internist, der zugleich über eine Spezialisierung verfügt, attraktiv, um die Versorgung aufrecht zu erhalten.

Für die Spezialisten ist die Wiedereinführung des Facharztes für Innere Medizin ein wesentlicher Vorteil, weil sie auf allgemeininternistische Fachärzte bei der Patientenversorgung zurückgreifen können. Schließlich wird durch die Wiedereinführung des Facharztes für Innere Medizin eine breite WB für die Fachärzte für Allgemeinmedizin in den Kliniken gesichert.

3.4 Internist und Spezialist

Werden im Gebiet Innere Medizin gemäß aktueller MWBO zwei Facharztkompetenzen aus 13.1 bis 13.9 der WBO erworben, so beträgt aus EU-rechtlichen Vorgaben die Gesamtweiterbildungszweit mindestens acht Jahre.[86] Als Vorteile, die sich beim Einlassen auf den relativ langen Weg einer WB von acht Jahren ergeben, sind folgende Punkte anzuführen.[87]

1. Alle Kandidaten für eine der neun internistischen Facharztkompetenzen werden in (allgemeiner) Innerer Medizin geprüft. Beim FA für Innere Medizin ist der Prüfungsstoff auf allgemeininternistische Inhalte beschränkt, die anderen Kandidaten müssen am gleichen Tag zusätzlich den Prüfungsteil in der Spezialisierung bestehen.
2. Als Internist/Internistin kann man bereits nach fünf Jahren das fachärztliche Gehaltsniveau erreichen, ggf. Oberarztstellen besetzen und ist für die Klinikleitung bei der anschließenden spezialisierten WB flexibler einsetzbar. Die Verlängerung der Gesamtdauer auf acht Jahre bis zur Doppelqualifikation im Gebiet Innere Medizin wird dadurch relativiert, dass drei von den acht Jahren mit Verdienst und Einsetzbarkeit im Facharztstatus verbunden sind.
3. Die weitere Umstrukturierung des stationären und ambulanten Gesundheitssystems und zukünftige Entwicklungen der Arbeitsmarktsituation für Ärzte sind langfristig nicht im Detail vorhersehbar. Deshalb ist gut beraten, wer das Portfolio seiner Qualifikationen frühzeitig breit anlegt. Als FA für Innere Medizin plus FA für einen Spezialisierung gewinnt man optimale Flexibilität für den Fall, dass die persönliche Laufbahn irgendwann einmal umgesteuert werden muss (z.B. Niederlassung, Ortswechsel).
4. Der fünfjährig weitergebildete FA für Innere Medizin ist die einzige Qualifikation ohne Zeitnachteil für deutsche Assistenzärzte im Vergleich zur Europäischen Union. Der zusätzliche Aufwand von drei Jahren bis zum Spezialisten bietet für einen Teil der Spezialisierungen sogar Zeitersparnis im Vergleich zum Erwerb von zwei Facharzttiteln im übrigen Europa. Damit kann der systematische Inländernachteil beim Erwerb nur eines Facharzttitels infolge der deutschen Weiterbildungszeiten mit dem Erwerb von zwei Anerkennungen ausgeglichen werden. Dies ist vor allem für migrationsbereite Ärzte von Bedeutung.
5. Sollte die Entwicklung des Weiterbildungs- und Berufsrechts zukünftig dazu führen, dass einzelne Inhalte und

86 Vgl. MWBO 2003 (Stand: 25.06.2010), S. 71.

87 Vgl. für den gesamten Abschnitt 3.4, Schröter, Thomas: Ärztebl. Thüringen 2008, 19 (5), S. 266 f.

Methoden des heutigen Gebietsumfangs „Innere Medizin“ für Spezialisten als fachfremd angesehen werden, schützt die generalistisch angelegte Qualifikation als FA für Innere Medizin vor Beschneidungen der persönlichen beruflichen Entfaltung.

Der zeitlich kürzere Weg direkt zur Spezialisierung ist mit einer Doppelprüfung in allgemeiner Innerer Medizin und der Spezialisierung an einem Tag verbunden, lässt keine Möglichkeit zur späteren Niederlassung als (generalisierter) Internist mit breitem Spektrum offen, reduziert die Eignung für leitende Positionen in internistischen Einrichtungen ohne spezialisierte Abteilungen und führt erst nach frühestens 6 Jahren zu einem Facharztgehalt. Trotzdem kann diese Möglichkeit im persönlichen Einzelfall die bessere Alternative sein. ► **Abbildung 6** zeigt die Weiterbildungswege für die Absolvierung von zwei Facharztkompetenzen auf, wobei es nicht erforderlich ist, den FA für Innere Medizin (5 Jahre) vor der Spezialisierung absolviert zu haben. Die Spezialisierung kann unmittelbar im Anschluss an die Basisweiterbildung innerhalb von sechs Jahren absolviert werden. Außerdem muss die Basisweiterbildung nicht unbedingt am Anfang der WB stehen; die zeitliche Reihenfolge ist zwar wünschenswert, aber in der MWBO nicht vorgeschrieben.

Abbildung 6: Internist und Spezialist
(Quelle: Vgl. MWBO 2003 (Stand: 25.06.2010), S. 69 – S. 88)

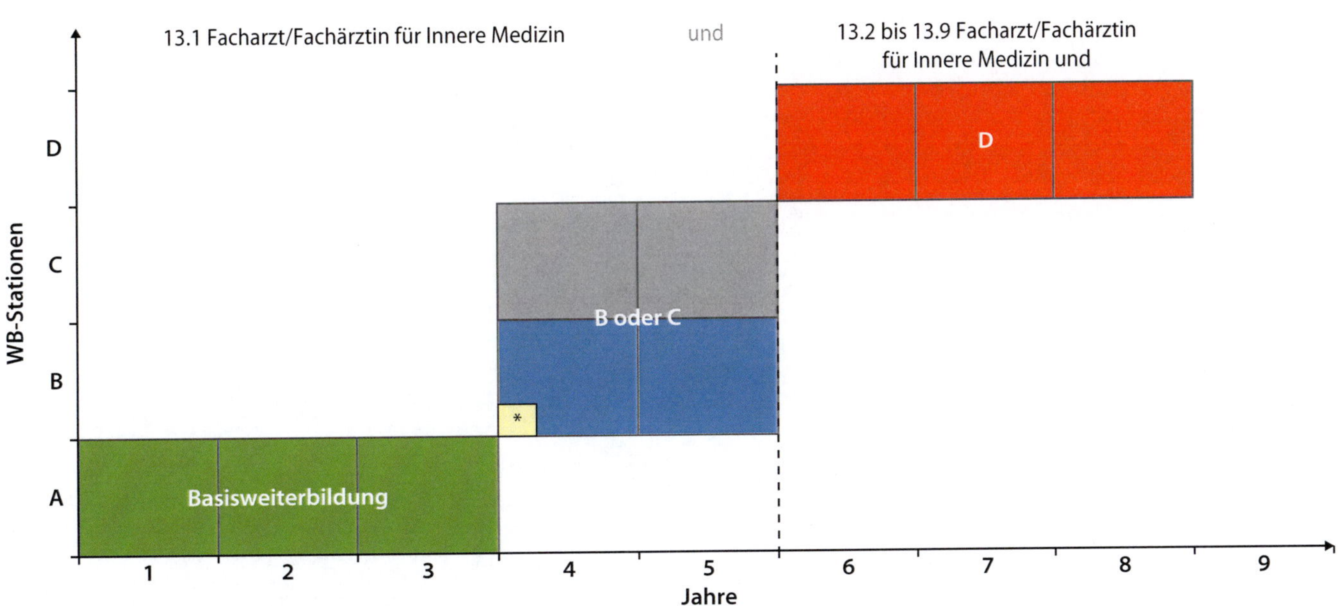

A 36 Monate stationäre Basisweiterbildung im Gebiet Innere Medizin

B 24 Monate stationäre Weiterbildung Innere Medizin, davon 6 Monate internistische Intensivmedizin

C 24 Monate stationäre Weiterbildung in den Facharztkompetenzen 13.1 bis 13.9 in mindestens 2 verschiedenen Facharztkompetenzen

D 36 Monate Weiterbildung in der Spezialisierung

* Die 6-monatige internistische Intensivmedizin kann auch während der Basisweiterbildung abgeleistet werden

4 Gebiet Innere Medizin nach der MWBO

Das Gebiet Innere Medizin umfasst die Vorbeugung, (Früh-)Erkennung, konservative und interventionelle Behandlung sowie Rehabilitation und Nachsorge der Gesundheitsstörungen und Erkrankungen der Atmungsorgane, des Herzens und Kreislaufs, der Verdauungsorgane, der Nieren und ableitenden Harnwege, des Blutes und der blutbildenden Organe, des Gefäßsystems, des Stoffwechsels und der inneren Sekretion, des Immunsystems, des Stütz- und Bindegewebes, der Infektionskrankheiten und Vergiftungen sowie der soliden Tumore und der hämatologischen Neoplasien. Das Gebiet umfasst auch die Gesundheitsförderung und die Betreuung unter Berücksichtigung der somatischen, psychischen und sozialen Wechselwirkungen und die interdisziplinäre Koordination der an der gesundheitlichen Betreuung beteiligten Personen und Institutionen. [88]

Weiterbildungsziel

Ziel der WB im Gebiet Innere Medizin ist die Erlangung von Facharztkompetenzen 4.2.1 bis 4.2.9 nach Ableistung der vorgeschriebenen Weiterbildungszeiten und Weiterbildungsinhalte.

4.1 Allgemeine Inhalte der Weiterbildung für die Gebiete, Facharzt- und Schwerpunktkompetenzen (Abschnitt B) sowie die Zusatz-Weiterbildungen (Abschnitt C)

Die WB beinhaltet unter Berücksichtigung gebietsspezifischer Ausprägungen auch den Erwerb von Kenntnissen, Erfahrungen und Fertigkeiten in

- ethischen, wissenschaftlichen und rechtlichen Grundlagen ärztlichen Handelns
- der ärztlichen Begutachtung
- den Maßnahmen der Qualitätssicherung und des Qualitätsmanagements einschließlich des Fehler- und Risikomanagements
- der ärztlichen Gesprächsführung einschließlich der Beratung von Angehörigen
- psychosomatischen Grundlagen
- der interdisziplinären Zusammenarbeit
- der Ätiologie, Pathophysiologie und Pathogenese von Krankheiten
- der Aufklärung und der Befunddokumentation
- labortechnisch gestützten Nachweisverfahren mit visueller oder apparativer Auswertung
- medizinischen Notfallsituationen
- den Grundlagen der Pharmakotherapie einschließlich der Wechselwirkungen der Arzneimittel und
- des Arzneimittelmissbrauchs
- der allgemeinen Schmerztherapie
- der interdisziplinären Indikationsstellung zur weiterführenden Diagnostik einschließlich der
- Differentialindikation und Interpretation radiologischer Befunde im Zusammenhang mit
- gebietsbezogenen Fragestellungen
- der Betreuung von Schwerstkranken und Sterbenden

Infobox 11

Die Nummerierungen der Facharztkompetenzen 4. 3.1 bis 4.3.9 entsprechen in den folgenden Abschnitten nicht der Nummerierung der Facharztkompetenzen des Gebietes 13 (13.1-13.9) der MWBO 2003 (Stand: 25.06.2010) der BÄK.

88 Vgl. für das gesamte Kapitel 4, das Gebiet 13 der MWBO 2003 (Stand: 25.06.2010), S. 69 – S. 88.

- den psychosozialen, umweltbedingten und interkulturellen Einflüssen auf die Gesundheit
- gesundheitsökonomischen Auswirkungen ärztlichen Handelns
- den Strukturen des Gesundheitswesens

4.2 Inhalte der Basisweiterbildung im Gebiet Innere Medizin

Weiterbildungszeit

36 Monate in der stationären Basisweiterbildung im Gebiet Innere Medizin bei einem Befugten an einer Weiterbildungsstätte gemäß § 5 Abs. 1 Satz 1.

Weiterbildungsinhalt

Erwerb von Kenntnissen, Erfahrungen und Fertigkeiten in

- der Gesundheitsberatung, der Früherkennung von Gesundheitsstörungen einschließlich Gewalt- und Suchtprävention, der Prävention, der Einleitung und Durchführung rehabilitativer Maßnahmen sowie
- der Nachsorge
- der Erkennung und Behandlung von nichtinfektiösen, infektiösen, toxischen und neoplastischen sowie von allergischen, immunologischen, metabolischen, ernährungsabhängigen und degenerativen Erkrankungen auch unter Berücksichtigung der Besonderheiten dieser Erkrankungen im höheren Lebensalter
- den Grundlagen der gebietsbezogenen Tumortherapie
- der Betreuung palliativmedizinisch zu versorgender Patienten
- der Indikationsstellung, sachgerechten Probengewinnung und -behandlung für Laboruntersuchungen und Einordnung der Ergebnisse in das jeweilige Krankheitsbild
- geriatrischen Syndromen und Krankheitsfolgen im Alter einschließlich der Pharmakotherapie im Alter
- psychogenen Symptomen, somatopsychischen Reaktionen und psychosozialen Zusammenhängen einschließlich der Krisenintervention sowie der Grundzüge der Beratung und Führung Suchtkranker
- Vorsorge- und Früherkennungsmaßnahmen
- ernährungsbedingten Gesundheitsstörungen einschließlich diätetischer Behandlung sowie Beratung und Schulung
- Durchführung und Dokumentation von Diabetikerbehandlungen
- den Grundlagen hereditärer Krankheitsbilder einschließlich der Indikationsstellung für eine humangenetische Beratung
- der Indikationsstellung und Überwachung physikalischer Therapiemaßnahmen
- der gebietsbezogenen Arzneimitteltherapie
- der Erkennung und Behandlung akuter Notfälle einschließlich lebensrettender Maßnahmen zur Aufrechterhaltung der Vitalfunktionen und Wiederbelebung
- der Bewertung der Leistungsfähigkeit und Belastbarkeit, der Arbeitsfähigkeit, der Berufs- und Erwerbsfähigkeit sowie der Pflegebedürftigkeit
- der intensivmedizinischen Basisvorsorgung

Checkliste zu 4.2

Definierte Untersuchungs- und Behandlungsverfahren:	**Gefordert***	✓
Elektrokardiogramm	500	☐
Ergometrie	100	☐
Langzeit-EKG	100	☐
Langzeitblutdruckmessung	50	☐
spirometrische Untersuchungen der Lungenfunktion	100	☐
Ultraschalluntersuchungen des Abdomens und Retroperitoneums einschließlich Urogenitalorgane	500	☐
Ultraschalluntersuchungen der Schilddrüse	150	☐
Doppler-Sonographien der Extremitäten versorgenden und der extrakraniellen hirnversorgenden Gefäße	300	☐
Punktions- und Kathetertechniken einschließlich der Gewinnung von Untersuchungsmaterial	Basiskenntnis	☐
Infusions-, Transfusions-, und Blutersatztherapie, enterale und parenterale Ernährung	50	☐
Proktoskopie	Basiskenntnis	☐

** Vgl. die Zahlenangaben in der Spalte „Gefordert" für das gesamte Kapitel 3 mit den (Muster-)Richtlinien zur MWBO der BÄK: http://www.bundesaerztekammer.de/page.asp?his=1.128.129 (Stand: 18.02.2011).*

4.3.1 Facharzt/Fachärztin für Innere Medizin (Internist/Internistin)

Weiterbildungsziel

Ziel der WB ist die Erlangung der Facharztkompetenz Innere Medizin nach Ableistung der vorgeschriebenen Weiterbildungszeiten und Weiterbildungsinhalte einschließlich der Inhalte der Basisweiterbildung.

Weiterbildungszeit

60 Monate bei einem Weiterbildungsbefugten an einer Weiterbildungsstätte gemäß § 5 Abs. 1 Satz 1, davon
- 36 Monate in der stationären Basisweiterbildung im Gebiet Innere Medizin
- 24 Monate stationäre WB in Innerer Medizin

oder in den Facharztkompetenzen 4.3.1 bis 4.3.9 in mindestens 2 verschiedenen Facharztkompetenzen, davon
- 6 Monate internistische Intensivmedizin, die auch während der Basisweiterbildung abgeleistet werden können

Werden im Gebiet Innere Medizin 2 Facharztkompetenzen erworben, so beträgt die gesamte Weiterbildungszeit mindestens acht Jahre.

Weiterbildungsinhalt

Erwerb von Kenntnissen, Erfahrungen und Fertigkeiten in
- den Inhalten der Basisweiterbildung
- der Vorbeugung, Erkennung, Beratung und Behandlung bei auftretenden Gesundheitsstörungen und Erkrankungen der inneren Organe
- der Erkennung und konservativen Behandlung der Gefäßkrankheiten einschließlich Arterien, Kapillaren, Venen und Lymphgefäße und deren Rehabilitation
- der Vorbeugung, Erkennung und Behandlung von Stoffwechselleiden einschließlich des metabolischen Syndroms und anderer Diabetes-assoziierter Erkrankungen
- der Erkennung und Behandlung der Krankheiten der Verdauungsorgane einschließlich deren Infektion, z. B. Virushepatitis, bakterielle Infektionen des Intestinaltraktes
- der Erkennung und Behandlung maligner und nicht maligner Erkrankungen des Blutes, der blutbildenden Organe und des lymphatischen Systems
- der Erkennung und Behandlung von soliden Tumoren
- der Erkennung sowie konservativen Behandlung von angeborenen und erworbenen Erkrankungen des Herzens, des Kreislaufs, der herznahen Gefäße, des Perikards
- der Erkennung und konservativen Behandlung der akuten und chronischen Nieren- und renalen Hochdruckerkrankungen sowie deren Folgeerkrankungen
- der Erkennung und Behandlung der Erkrankungen der Lunge, der Atemwege, des Mediastinums, der Pleura einschließlich schlafbezogener Atemstörungen sowie der extrapulmonalen Manifestation pulmonaler Erkrankungen
- der Erkennung und konservativen Behandlung der rheumatischen Erkrankungen einschließlich der entzündlich-rheumatischen Systemerkrankungen wie Kollagenosen, der Vaskulitiden, der entzündlichen Muskelerkrankungen und Osteopathien
- der interdisziplinären Zusammenarbeit insbesondere bei multimorbiden Patienten mit inneren Erkrankungen
- der interdisziplinären Indikationsstellung zu chirurgischen, strahlentherapeutischen und nuklearmedizinischen Maßnahmen
- den gebietsbezogenen Infektionskrankheiten einschließlich der Tuberkulose
- der gebietsbezogenen Ernährungsberatung und Diätetik einschließlich enteraler und parenteraler Ernährung

- der Symptomatologie und funktionellen Bedeutung von Altersveränderungen sowie Erkrankungen und Behinderungen des höheren Lebensalters und deren Therapie
- den geriatrisch diagnostischen Verfahren zur Erfassung organbezogener und übergreifender motorischer, emotioneller und kognitiver Funktionseinschränkungen
- der Behandlung schwerstkranker und sterbender Patienten einschließlich palliativmedizinischer Maßnahmen
- der intensivmedizinischen Basisversorgung

Checkliste zu 4.3.1

Definierte Untersuchungs- und Behandlungsverfahren:	**Gefordert***	✓
Echokardiographien sowie Doppler-/Duplex-Untersuchungen des Herzens und der herznahen Gefäße	150	☐
Mitwirkung bei Bronchoskopien einschließlich broncho-alveolärer Lavage	25	☐
Ösophago-Gastro-Duodenoskopien einschließlich interventioneller Notfall-Maßnahmen und perkutaner endoskopischer Gastronomie (PEG)	100	☐
untere Intestinoskopien einschließlich endoskopischer Blutstillung, davon	100	☐
– Proktoskopien	20	☐
Therapie vital bedrohlicher Zustände, Aufrechterhaltung und Wiederherstellung bedrohter Vitalfunktionen mit den Methoden der Notfall- und Intensivmedizin einschließlich Intubation, Beatmungsbehandlung sowie Entwöhnung von der Beatmung einschließlich nichtinvasiver Beatmungstechniken, hämodynamisches Monitoring, Schockbehandlung, Schaffung zentraler Zugänge, Defibrillation, Schrittmacherbehandlung	50	☐
Selbständige Durchführung von Punktionen, z.B. an Blase, Pleura, Bauchhöhle, Liquorraum, Leber, Knochemark einschließlich Knochenstanzen	100	☐

** Vgl. die Zahlenangaben in der Spalte „Gefordert" für das gesamte Kapitel 4 mit den (Muster-)Richtlinien zur MWBO der BÄK: http://www.bundesaerztekammer.de/page.asp?his=1.128.129 (Stand: 18.02.2011).*

4.3.2 Facharzt/Fachärztin für Innere Medizin und Angiologie (Angiologe/Angiologin)

Weiterbildungsziel

Ziel der WB ist die Erlangung der Facharztkompetenz Innere Medizin und Angiologie nach Ableistung der vorgeschriebenen Weiterbildungszeiten und Weiterbildungsinhalte einschließlich der Inhalte der Basisweiterbildung.

Weiterbildungszeit

72 Monate bei einem Weiterbildungsbefugten an einer Weiterbildungsstätte gemäß § 5 Abs. 1 Satz 1, davon

- 36 Monate in der stationären Basisweiterbildung im Gebiet Innere Medizin
- 36 Monate WB in Angiologie, davon
- 6 Monate internistische Intensivmedizin, die auch während der Basisweiterbildung abgeleistet werden können
- können bis zu 18 Monate im ambulanten Bereich abgeleistet werden

Werden im Gebiet Innere Medizin 2 Facharztkompetenzen erworben, so beträgt die gesamte Weiterbildungszeit mindestens acht Jahre.

Weiterbildungsinhalt

Erwerb von Kenntnissen, Erfahrungen und Fertigkeiten in

- den Inhalten der Basisweiterbildung
- der Erkennung, konservativen Behandlung der Gefäßkrankheiten einschließlich Arterien, Kapillaren, Venen und Lymphgefäße sowie interventionellen Eingriffen und der Rehabilitation
- der physikalischen und medikamentösen Therapie einschließlich hämodiluierender und thrombolytischer Verfahren
- der lokalen Behandlung ischämisch und venös bedingter Gewebedefekte
- der Behandlung peripherer Lymphgefäßkrankheiten
- Mitwirkung und Beurteilung therapeutischer Katheterinterventionen, z. B. Intraarterielle Lyse, PTA, Stentimplantationen, Atherektomie, interventionelle Trombembolektomie, Brachytherapie
- der Beurteilung von Röntgenbefunden bei Angiographien (Arteriographie, Phlebographie)
- der interdisziplinären Indikationsstellung zu operativen Eingriffen an den Gefäßen, der präoperativen Abklärung und der postoperativen Nachbetreuung
- der intensivmedizinischen Basisversorgung

Spezielle Übergangsbestimmungen

Kammerangehörige, die die Schwerpunktbezeichnung Angiologie bzw. die Facharztbezeichnung Innere Medizin und Schwerpunkt Angiologie besitzen, sind berechtigt, stattdessen die Facharztbezeichnung Innere Medizin und Angiologie zu führen.

Checkliste zu 4.3.2

Definierte Untersuchungs- und Behandlungsverfahren:	**Gefordert***	✓
den invasiven und nichtinvasiven Funktionsuntersuchungen, davon		
– Oszillographien/Rheographien		☐
– Kapillaroskopien	50	☐
– transcutane Sauerstoffdruckmessungen		☐
– Venenverschlußplethysmographien	50	☐
– Phlebodynamometrien	50	☐
– rheologische Untersuchungsmethoden		☐
– ergometrische Verfahren zur Gehstreckenbestimmungen	300	☐
Doppler-/Duplex-Untersuchungen, davon an den		
– Extremitäten versorgenden Arterien	100	☐
– Extremitäten versorgenden Venen	100	☐
– abdominellen und retroperitonealen Gefäßen	100	☐
– extrakraniellen hirnzuführenden Gefäßen	100	☐
– intrakraniellen Gefäßen	100	☐
Sklerosierung oberflächlicher Varizen	Basiskenntnis	☐

** Vgl. die Zahlenangaben in der Spalte „Gefordert" für das gesamte Kapitel 4 mit den (Muster-)Richtlinien zur MWBO der BÄK: http://www.bundesaerztekammer.de/page.asp?his=1.128.129 (Stand: 18.02.2011).*

4.3.3 Facharzt/Fachärztin für Innere Medizin und Endokrinologie und Diabetologie (Endokrinologe und Diabetologe/Endokrinologin und Diabetologin)

Weiterbildungsziel

Ziel der WB ist die Erlangung der Facharztkompetenz Innere Medizin und Endokrinologie und Diabetologie nach Ableistung der vorgeschriebenen Weiterbildungszeiten und Weiterbildungsinhalte einschließlich der Inhalte der Basisweiterbildung.

Weiterbildungszeit

72 Monate bei einem Weiterbildungsbefugten an einer Weiterbildungsstätte gemäß § 5 Abs. 1 Satz 1, davon

- 36 Monate in der stationären Basisweiterbildung im Gebiet Innere Medizin
- 36 Monate WB in Endokrinologie und Diabetologie, davon
- 6 Monate internistische Intensivmedizin, die auch während der Basisweiterbildung abgeleistet werden können
- können bis zu 18 Monate im ambulanten Bereich abgeleistet werden

Werden im Gebiet Innere Medizin 2 Facharztkompetenzen erworben, so beträgt die gesamte Weiterbildungszeit mindestens acht Jahre.

Weiterbildungsinhalt

Erwerb von Kenntnissen, Erfahrungen und Fertigkeiten in

- den Inhalten der Basisweiterbildung
- der Vorbeugung, Erkennung und Behandlung endokriner Erkrankungen der hormonbildenden Drüsen
  - des endokrinen Pankreas, insbesondere des Diabetes mellitus gemäß Zusatz-WB,
  - sämtlicher hormonbildender, orthotop oder heterotop gelegener Drüsen, Tumoren oder paraneoplastischer Hormonproduktionsstellen
- der Vorbeugung, Erkennung und Behandlung von Stoffwechselleiden einschließlich des metabolischen Syndroms
- Diabetes-assoziierten Erkrankungen wie arterielle Hypertonie, koronare Herzerkrankung, Fettstoffwechselstörung
- der Behandlung der sekundären Diabetesformen und des Diabetes mellitus in der Gravidität
- der Früherkennung, Behandlung und Vorbeugung von Diabeteskomplikationen einschließlich des diabetischen Fußsyndroms
- der Insulinbehandlung einschließlich der Insulinpumpenbehandlung
- der Ernährungsberatung und Diätetik bei Stoffwechsel- und endokrinen Erkrankungen
- der Indikationsstellung, Methodik, Durchführung und Einordnung der Laboruntersuchungen von Hormon-, Diabetes- und stoffwechselspezifischen Parametern einschließlich deren Vorstufen, Abbauprodukten sowie Antikörpern
- der Erkennung und Behandlung andrologischer Krankheitsbilder
- strukturierten Schulungskursen für Typ 1- und Typ 2-Diabetiker mit und ohne Komplikationen, für schwangere Diabetikerinnen sowie Schulungen zur Hypoglykämiewahrnehmung
- der Berufswahl- und Familienberatung bei endokrinen Erkrankungen
- der Indikationsstellung und Bewertung nuklearmedizinischer in-vivo-Untersuchungen endokriner Organe
- der interdisziplinären Indikationsstellung zu chirurgischen, strahlentherapeutischen und nuklearmedizinischen Behandlungsverfahren
- der intensivmedizinischen Basisversorgung

Spezielle Übergangsbestimmungen

Kammerangehörige, die die Schwerpunktbezeichnung Endokrinologie bzw.

die Facharztbezeichnung Innere Medizin und Schwerpunkt Endokrinologie und Diabetologie besitzen, sind berechtigt, stattdessen die Facharztbezeichnung Innere Medizin und Endokrinologie und Diabetologie zu führen.

Checkliste zu 4.3.3

Definierte Untersuchungs- und Behandlungsverfahren:	**Gefordert***	✓
Ultraschalluntersuchungen, davon		
– Duplex-Sonographien an endokrinen Organen	100	☐
– Feinnadelpunktionen	50	☐
endokrinologische Labordiagnostik		
Osteodensitometrie	50	☐
Indikationsstellung, Durchführung und Bewertung der besonderen Stimulations- oder Suppressionsteste bei endokrinologischen Erkrankungen		
– des endokrinen Pankreas	100	☐
– des Hypothalamus	50	☐
– der Hypophyse	100	☐
– der Schilddrüse	200	☐
– der Nebennieren	50	☐
– der Gonaden	50	☐

** Vgl. die Zahlenangaben in der Spalte „Gefordert" für das gesamte Kapitel 4 mit den (Muster-)Richtlinien zur MWBO der BÄK: http://www.bundesaerztekammer.de/page.asp?his=1.128.129 (Stand: 18.02.2011).*

4.3.4 Facharzt/Fachärztin für Innere Medizin und Gastroenterologie (Gastroenterologe/Gastroenterologin)

Weiterbildungsziel

Ziel der WB ist die Erlangung der Facharztkompetenz Innere Medizin und Gastroenterologie nach Ableistung der vorgeschriebenen Weiterbildungszeiten und Weiterbildungsinhalte einschließlich der Inhalte der Basisweiterbildung.

Weiterbildungszeit

72 Monate bei einem Weiterbildungsbefugten an einer Weiterbildungsstätte gemäß § 5 Abs. 1 Satz 1, davon
- 36 Monate in der stationären Basisweiterbildung im Gebiet Innere Medizin
- 36 Monate WB in Gastroenterologie, davon
- 6 Monate internistische Intensivmedizin, die auch während der Basisweiterbildung abgeleistet werden können
- können bis zu 18 Monate im ambulanten Bereich abgeleistet werden

Werden im Gebiet Innere Medizin 2 Facharztkompetenzen erworben, so beträgt die gesamte Weiterbildungszeit mindestens acht Jahre.

Weiterbildungsinhalt

Erwerb von Kenntnissen, Erfahrungen und Fertigkeiten in
- den Inhalten der Basisweiterbildung
- der Erkennung und Behandlung der Krankheiten der Verdauungsorgane einschließlich Leber und Pankreas sowie der facharztbezogenen Infektionskrankheiten, z. B. Virushepatitis, bakterielle Infektionen des Intestinaltraktes
- der Endoskopie einschließlich interventioneller Verfahren
- der Ernährungsberatung und Diätetik bei Erkrankungen der Verdauungsorgane einschließlich enteraler und parenteraler Ernährung
- der Facharztkompetenz bezogenen Zusatz-Weiterbildung Medikamentöse Tumortherapie als integraler Bestandteil der WB
- der Indikationsstellung, Durchführung und Überwachung der zytostatischen, immunmodulatorischen, antihormonellen sowie supportiven Therapie bei soliden Tumorerkrankungen des Schwerpunkts einschließlich der Beherrschung auftretender Komplikationen
- der Mitwirkung bei interdisziplinären interventionellen Verfahren, z. B. radiologische und kombiniert radiologisch-endoskopische Verfahren wie transjuguläre Leberpunktion, transjugulärer portosystemischer Shunt (TIPSS), perkutane transhepatische Cholangiographie (PTC) und Drainage (PTD), PTD im Rendez-vouz-Verfahren mit ERCP und bei endosonographischen Untersuchungen des Verdauungstraktes
- der interdisziplinären Indikationsstellung zu chirurgischen, strahlentherapeutischen und nuklearmedizinischen Behandlungsverfahren
- der Erkennung und konservativen Behandlung proktologischer Erkrankungen und der Indikationsstellung zur weiterführenden Behandlung
- der intensivmedizinischen Basisversorgung

Spezielle Übergangsbestimmungen

Kammerangehörige, die die Schwerpunktbezeichnung Gastroenterologie bzw. die Facharztbezeichnung Innere Medizin und Schwerpunkt Gastroenterologie besitzen, sind berechtigt, stattdessen die Facharztbezeichnung Innere Medizin und Gastroenterologie zu führen.

Checkliste zu 4.3.4

Definierte Untersuchungs- und Behandlungsverfahren:	**Gefordert***	✓
abdominelle Sonographien einschließlich der Duplex-Sonographien der abdominellen und retroperitonealen Gefäße sowie sonographische Interventionen	200	☐
Mitwirkung bei Endosonographien	50	☐
Ösophago-Gastro-Duodenoskopien, davon	300	☐
– therapeutisch	50	☐
Endoskopisch Retrograde Cholangio-Pankreatikographie, davon	150	☐
– therapeutisch einschließlich Erfahrung in perkutanen Techniken (PTCD)	50	☐
Intestinoskopie	Basiskenntnis	☐
Koloskopie, davon	300	☐
– Polypektomien	50	☐
Proktoskopie	50	☐
interventionelle Maßnahmen im oberen und unteren Verdauungstrakt einschließlich endoskopische Blutstillung, Varizentherapie, Thermo- und Laserkoagulation, Stent- und Endoprothesenimplantation, Polypektomie	Basiskenntnis	☐
Mitwirkung bei Laparoskopien einschließlich Minilaparoskopien	25	☐
abdominelle Punktionen einschließlich Leberpunktionen	50	☐
Funktionsprüfungen, z.B. Manometrie, pH-Metrie des Ösophagus, H2-Atemteste, C13-Atemteste	50	☐
zytostatische, immunmodulatorische, antihormonelle sowie supportive Therapiezyklen bei soliden Tumorerkrankungen der Facharztkompetenz einschließlich der Beherrschung auftretender Komplikationen	500	☐
Chemotherapiezyklen einschließlich nachfolgender Überwachung	300	☐

** Vgl. die Zahlenangaben in der Spalte „Gefordert" für das gesamte Kapitel 4 mit den (Muster-)Richtlinien zur MWBO der BÄK: http://www.bundesaerztekammer.de/page.asp?his=1.128.129 (Stand: 18.02.2011).*

4.3.5 Facharzt/Fachärztin für Innere Medizin und Hämatologie und Onkologie (Hämatologe und Onkologe/Hämatologin und Onkologin)

Weiterbildungsziel

Ziel der WB ist die Erlangung der Facharztkompetenz Innere Medizin und Hämatologie und Onkologie nach Ableistung der vorgeschriebenen Weiterbildungszeiten und Weiterbildungsinhalte einschließlich der Inhalte der Basisweiterbildung.

Weiterbildungszeit

72 Monate bei einem Weiterbildungsbefugten an einer Weiterbildungsstätte gemäß § 5 Abs. 1 Satz 1, davon
- 36 Monate in der stationären Basisweiterbildung im Gebiet Innere Medizin
- 36 Monate WB in Hämatologie und Onkologie, davon
- 6 Monate internistische Intensivmedizin, die auch während der Basisweiterbildung abgeleistet werden können
- 6 Monate in einem hämatologisch-onkologischen Labor
- können bis zu 18 Monate im ambulanten Bereich abgeleistet werden

Werden im Gebiet Innere Medizin 2 Facharztkompetenzen erworben, so beträgt die gesamte Weiterbildungszeit mindestens acht Jahre.

Weiterbildungsinhalt

Erwerb von Kenntnissen, Erfahrungen und Fertigkeiten in
- den Inhalten der Basisweiterbildung
- der Epidemiologie, Prophylaxe und Prognosebeurteilung maligner Erkrankungen
- der Erkennung, Behandlung und Stadieneinteilung der Erkrankungen des Blutes, der blutbildenden Organe und des lymphatischen Systems einschließlich der hämatologischen Neoplasien, der soliden Tumoren, humoraler und zellulärer Immundefekte, angeborener und erworbener hämorrhagischer Diathesen und Hyperkoagulopathien sowie der systemischen chemotherapeutischen Behandlung
- der Indikationsstellung, Methodik, Durchführung und Bewertung spezieller Laboruntersuchungen einschließlich Funktionsprüfungen des peripheren Blutes, des Knochenmarks, anderer Körperflüssigkeiten sowie zytologischer Feinnadelaspirate
- hämostaseologischen Untersuchungen und Beratungen einschließlich der Beurteilung der Blutungs- und Thromboemboliegefährdung
- der zytostatischen, immunmodulatorischen, supportiven und palliativen Behandlung bei soliden Tumorerkrankungen und hämatologischen Neoplasien einschließlich der Hochdosistherapie sowie der Durchführung und Überwachung von zellulären und immunologischen Therapieverfahren
- der Ernährungsberatung und Diätetik einschließlich enteraler und parenteraler Ernährung
- der interdisziplinären Indikationsstellung zu chirurgischen, strahlentherapeutischen und nuklearmedizinischen Behandlungsverfahren sowie deren prognostischer Beurteilung
- der intensivmedizinischen Basisversorgung

Spezielle Übergangsbestimmungen

Kammerangehörige, die die Schwerpunktbezeichnung Hämatologie und Internistische Onkologie bzw. die Facharztbezeichnung Innere Medizin und Schwerpunkt Hämatologie und Onkologie besitzen, sind berechtigt, stattdessen die Facharztbezeichnung Innere Medizin und Hämatologie und Onkologie zu führen.

Checkliste zu 4.3.5

Definierte Untersuchungs- und Behandlungsverfahren:	**Gefordert***	✓
Behandlung von Patienten mit		
– Systemerkrankungen	100	☐
– soliden Tumoren	400	☐
zytostatische, immunmodulatorische, supportive und palliative Behandlungszyklen und nachfolgende Überwachung bei		
– soliden Tumorerkrankungen	1500	☐
– hämatologischen Neoplasien	500	☐
Befundungen von		
– peripheren Blutaustrichen	500	☐
– Knochenmarksausstrichen	500	☐
– zytochemischen Färbungen	100	☐
– immunologischen Zelldifferenzierungen	100	☐
– zytologischen Präparaten anderer Körperflüssigkeiten oder Feinnadelaspirate	100	☐
hämatologisch-onkologische Labordiagnostik	Basiskenntnis	☐
sonographische Untersuchungen bei hämato-onkologischen Erkrankungen	200	☐
Knochenmarkpunktionen	50	☐
Stanzbiopsien	50	☐

** Vgl. die Zahlenangaben in der Spalte „Gefordert" für das gesamte Kapitel 4 mit den (Muster-)Richtlinien zur MWBO der BÄK: http://www.bundesaerztekammer.de/page.asp?his=1.128.129 (Stand: 18.02.2011).*

4.3.6 Facharzt/Fachärztin für Innere Medizin und Kardiologie (Kardiologe/Kardiologin)

Weiterbildungsziel

Ziel der WB ist die Erlangung der Facharztkompetenz Innere Medizin und Kardiologie nach Ableistung der vorgeschriebenen Weiterbildungszeiten und Weiterbildungsinhalte einschließlich der Inhalte der Basisweiterbildung.

Weiterbildungszeit

72 Monate bei einem Weiterbildungsbefugten an einer Weiterbildungsstätte gemäß § 5 Abs. 1 Satz 1, davon
- 36 Monate in der stationären Basisweiterbildung im Gebiet Innere Medizin
- 36 Monate WB in Kardiologie, davon
- 6 Monate internistische Intensivmedizin, die auch während der Basisweiterbildung abgeleistet werden können
- können bis zu 18 Monate im ambulanten Bereich abgeleistet werden

Werden im Gebiet Innere Medizin 2 Facharztkompetenzen erworben, so beträgt die gesamte Weiterbildungszeit mindestens acht Jahre.

Weiterbildungsinhalt

Erwerb von Kenntnissen, Erfahrungen und Fertigkeiten in
- den Inhalten der Basisweiterbildung
- der Erkennung sowie konservativen und interventionellen Behandlung von angeborenen und erworbenen Erkrankungen des Herzens, des Kreislaufs, der herznahen Gefäße, des Perikards
- Beratung und Führung von Herz-Kreislaufpatienten in der Rehabilitation sowie ihre sozialmedizinische Beurteilung hinsichtlich beruflicher Belastbarkeit
- der Durchführung und Beurteilung diagnostischer Herzkatheteruntersuchungen
- therapeutischen Koronarinterventionen (z. B. PTCA, Stentimplantationen, Rotablation)
- der Durchleuchtung, Aufnahmetechnik und Beurteilung von Röntgenbefunden bei Angiokardiographien und Koronarangiographien
- der Beurteilung von Valvuloplastien
- interventionellen Therapien von erworbenen und kongenitalen Erkrankungen des Herzens und der herznahen Gefäße
- der medikamentösen und apparativen antiarrhythmischen Diagnostik und Therapie einschließlich Defibrillation
- der Schrittmachertherapie und -nachsorge
- der Indikationsstellung und Nachsorge von Kardioverter-Defibrillatoren und Ablationen zur Behandlung von Herzrhythmusstörungen
- der interdisziplinären Indikationsstellung und Beurteilung nuklearmedizinischer Untersuchungen sowie chirurgischer Behandlungsverfahren
- der intensivmedizinischen Basisversorgung

Spezielle Übergangsbestimmungen

Kammerangehörige, die die Schwerpunktbezeichnung Kardiologie bzw. die Facharztbezeichnung Innere Medizin und Schwerpunkt Kardiologie besitzen, sind berechtigt, stattdessen die Facharztbezeichnung Innere Medizin und Kardiologie zu führen.

Checkliste zu 4.3.6

Definierte Untersuchungs- und Behandlungsverfahren:	**Gefordert***	✓
Echokardiographien, einschließlich Farbdoppler, davon	500	☐
– Stressechokardiographien	50	☐
– Echokontrastuntersuchungen	50	☐
transoesophageale Echokardiographie	50	☐
Rechtsherzkatheteruntersuchungen ggf. einschließlich Belastung	50	☐
Spiro-Ergometrie	10	☐
Linksherzkatheteruntersuchung einschließlich der dazugehörigen Linksherz-Angiokardiographien und Koronarangiographien	300	☐
Langzeituntersuchungsverfahren, z.B. ST-Segmentanalyse, Herzfrequenzvariabilität, Spätpotentiale	300	☐
Applikation/Implantation von Schrittmachersonden/-aggregaten	100	☐
Kontrolle von internen Cardiovertern bzw. Defibrillatoren (ICD)	50	☐

** Vgl. die Zahlenangaben in der Spalte „Gefordert" für das gesamte Kapitel 4 mit den (Muster-)Richtlinien zur MWBO der BÄK: http://www.bundesaerztekammer.de/page.asp?his=1.128.129 (Stand: 18.02.2011).*

4.3.7 Facharzt/Fachärztin für Innere Medizin und Nephrologie (Nephrologe/Nephrologin)

Weiterbildungsziel

Ziel der WB ist die Erlangung der Facharztkompetenz Innere Medizin und Nephrologie nach Ableistung der vorgeschriebenen Weiterbildungszeiten und Weiterbildungsinhalte einschließlich der Inhalte der Basisweiterbildung.

Weiterbildungszeit

72 Monate bei einem Weiterbildungsbefugten an einer Weiterbildungsstätte gemäß § 5 Abs. 1 Satz 1, davon

- 36 Monate in der stationären Basisweiterbildung im Gebiet Innere Medizin
- 36 Monate WB in Nephrologie, davon
- 6 Monate internistische Intensivmedizin, die auch während der Basisweiterbildung abgeleistet werden können
- 6 Monate in der Dialyse
- können bis zu 18 Monate im ambulanten Bereich abgeleistet werden

Werden im Gebiet Innere Medizin 2 Facharztkompetenzen erworben, so beträgt die gesamte Weiterbildungszeit mindestens acht Jahre.

Weiterbildungsinhalt

Erwerb von Kenntnissen, Erfahrungen und Fertigkeiten in

- den Inhalten der Basisweiterbildung
- der Erkennung und konservativen Behandlung der akuten und chronischen Nieren- und renalen Hochdruckerkrankungen sowie deren Folgeerkrankungen
- der Betreuung von Patienten mit Nierenersatztherapie
- den Dialyseverfahren und analogen Verfahren bei akutem Nierenversagen und chronischer Niereninsuffizienz sowie bei gestörter Plasmaproteinzusammensetzung und Vergiftungen einschließlich extrakorporale Eliminationsverfahren und Peritonealdialyse
- der Indikationsstellung und Mitwirkung bei Nierenbiopsien sowie Einordnung des Befundes in das Krankheitsbild
- der Diagnostik und Therapie von Kollagenosen und Vaskulitiden mit Nierenbeteiligung in interdisziplinärer Zusammenarbeit
- der Indikationsstellung zu interventionellen Eingriffen bei Nierenarterienstenose und Störungen des Harnabflusses einschließlich Nierensteinen
- der interdisziplinären Indikationsstellung nuklearmedizinischer Untersuchungen sowie chirurgischer und strahlentherapeutischer Behandlungsverfahren einschließlich Nierentransplantation
- der Betreuung von Patienten vor und nach Nierentransplantation
- der Ernährungsberatung und Diätetik bei Nierenerkrankungen
- der intensivmedizinischen Basisversorgung

Spezielle Übergangsbestimmungen

Kammerangehörige, die die Schwerpunktbezeichnung Nephrologie bzw. die Facharztbezeichnung Innere Medizin und Schwerpunkt Nephrologie besitzen, sind berechtigt, stattdessen die Facharztbezeichnung Innere Medizin und Nephrologie zu führen.

Checkliste zu 4.3.7

Definierte Untersuchungs- und Behandlungsverfahren:	**Gefordert***	✓
Hämodialysen oder analoge Verfahren, u.a. akute Hämodialysen, chronische Hämodialysen, Peritonealdialysen, kontinuierliche Verfahren, davon	2000	☐
– Plasmaseparation, Apheresebehandlung, Rheopheresebehandlung	50	☐
Nierensonographie einschließlich bei Transplantatnieren bei Patienten	300	☐
Doppler-/Duplex-Untersuchungen der Nierengefäße einschließlich bei Transplantatnieren	100	☐
Nierenbiopsien sowie Einordnung des Befundes in das Krankheitsbild	25	☐
Mikroskopien des Urins einschließlich Quantifizierung und Differenzierung der Zellen	Basiskenntnis	☐

** Vgl. die Zahlenangaben in der Spalte „Gefordert" für das gesamte Kapitel 4 mit den (Muster-)Richtlinien zur MWBO der BÄK: http://www.bundesaerztekammer.de/page.asp?his=1.128.129 (Stand: 18.02.2011).*

4.3.8 Facharzt/Fachärztin für Innere Medizin und Pneumologie (Pneumologe/Pneumologin)

Weiterbildungsziel

Ziel der WB ist die Erlangung der Facharztkompetenz Innere Medizin und Pneumologie nach Ableistung der vorgeschriebenen Weiterbildungszeiten und Weiterbildungsinhalte einschließlich der Inhalte der Basisweiterbildung.

Weiterbildungszeit

72 Monate bei einem Weiterbildungsbefugten an einer Weiterbildungsstätte gemäß § 5 Abs. 1 Satz 1, davon
- 36 Monate in der stationären Basisweiterbildung im Gebiet Innere Medizin
- 36 Monate WB in Pneumologie, davon
- 6 Monate internistische Intensivmedizin, die auch während der Basisweiterbildung abgeleistet werden können
- können bis zu 18 Monate im ambulanten Bereich abgeleistet werden

Werden im Gebiet Innere Medizin 2 Facharztkompetenzen erworben, so beträgt die gesamte Weiterbildungszeit mindestens acht Jahre.

Weiterbildungsinhalt

Erwerb von Kenntnissen, Erfahrungen und Fertigkeiten in
- den Inhalten der Basisweiterbildung
- der Erkennung und Behandlung der Erkrankungen der Lunge, der Atemwege, der Pulmonalgefäße, des Mediastinums, der Pleura, der Thoraxwand und Atemmuskulatur sowie der extrapulmonalen Manifestationen pulmonaler Erkrankungen
- der Erkennung und Behandlung der akuten und chronischen respiratorischen Insuffizienz
- den Krankheiten durch inhalative Traumen und Umwelt-Noxen sowie durch Arbeitsplatzeinflüsse
- den Grundlagen schlafbezogener Atmungsstörungen
- der Facharztkompetenz bezogenen Zusatz-Weiterbildung Medikamentöse Tumortherapie als integraler Bestandteil der WB
- der Indikationsstellung, Durchführung und Überwachung der zytostatischen, immunmodulatorischen, antihormonellen sowie supportiven Therapie bei soliden Tumorerkrankungen des Schwerpunkts einschließlich der Beherrschung auftretender Komplikationen
- den heriditären Erkrankungen der Atmungsorgane
- den infektiologischen Erkrankungen der Atmungsorgane einschließlich Tuberkulose
- der Erkennung und Behandlung gebietsbezogener allergischer Erkrankungen
- der interdisziplinären Indikationsstellung zu chirurgischen, strahlentherapeutischen und nuklearmedizinischen Behandlungsverfahren
- Tabakentwöhnung und nichtmedikamentösen Therapiemaßnahmen wie Patientenschulung und medizinischer Trainingstherapie
- der intensivmedizinischen Basisversorgung

Spezielle Übergangsbestimmungen

Kammerangehörige, die die Schwerpunktbezeichnung Pneumologie bzw. die Facharztbezeichnung Innere Medizin und Schwerpunkt Pneumologie besitzen, sind berechtigt, stattdessen die Facharztbezeichnung Innere Medizin und Pneumologie zu führen.

Checkliste zu 4.3.8

Definierte Untersuchungs- und Behandlungsverfahren:	**Gefordert***	✓
sonographische Diagnostik von Lunge, Pleura und Thoraxstrukturen, des rechten Herzens und des Lungenkreislaufs sowie transoesophageale Untersuchungen des Mediastinums und transbronchiale Untersuchungrn der Lunge	100	☐
flexible Bronchoskopie, davon	100	☐
– einschließlich broncho-alveolärer Lavage	25	☐
– sowie sämtlicher Biopsietechniken	25	☐
Pleuradrainage und Pleurodese sowie Durchführung von perthorakalen Punktionen von Lunge oder pulmonalen Raumforderungen	50	☐
Mitwirkung bei Thorakoskopien und bei Brochoskopien mit starrem Instrumentarium bei interventionellen Verfahren	25	☐
Funktionsuntersuchungen der Atmungsorgane, davon		
– Ganzkörperplethysmographien	250	☐
– Bestimmung des CO-Transfer-Faktors	100	☐
– Untersuchung von Atempump-Funktion und Atemmechanik	100	☐
– Unspezifische Hyperreagibilitätstestung der unteren Atemwege	50	☐
Blutgase und Säure-Basen-Haushalt im arteriellen Blut	250	☐
Belastungsuntersuchungen einschließlich Spiro-Ergometrie	100	☐
unspezifische und allergenvermittelte Provokations- und Karenztests einschließlich epikutaner, kutaner, intrakutaner und inhalativer Tests einschließlich Erstellung eines Therapieplanes	200	☐
Hyposensibilisierung	25	☐
Mitwirkung bei Untersuchungen des Lungenkreislaufs einschließlich Rechtsherzkatheter	10	☐
Inhalationstherapie	200	☐
Sauerstofflangzeittherapie	50	☐
Beatmungstherapie einschließlich der Heimbeatmung	25	☐
zytostatische, immunmodulatorische, antihormonelle sowie supportive Therapiezyklen bei soliden Tumorerkrankungen der Facharztkompetenz einschließlich der Beherrschung auftretender Komplikationen	500	☐
Chemotherapiezyklen einschließlich nachfolgender Überwachung	300	☐

** Vgl. die Zahlenangaben in der Spalte „Gefordert" für das gesamte Kapitel 4 mit den (Muster-)Richtlinien zur MWBO der BÄK: http://www.bundesaerztekammer.de/page.asp?his=1.128.129 (Stand: 18.02.2011).*

4.3.9 Facharzt/Fachärztin für Innere Medizin und Rheumatologie (Rheumatologe/ Rheumatologin)

Weiterbildungsziel

Ziel der WB ist die Erlangung der Facharztkompetenz Innere Medizin und Rheumatologie nach Ableistung der vorgeschriebenen Weiterbildungszeiten und Weiterbildungsinhalte einschließlich der Inhalte der Basisweiterbildung.

Weiterbildungszeit

72 Monate bei einem Weiterbildungsbefugten an einer Weiterbildungsstätte gemäß § 5 Abs. 1 Satz 1, davon
- 36 Monate in der stationären Basisweiterbildung im Gebiet Innere Medizin
- 36 Monate WB in Rheumatologie, davon
- 6 Monate internistische Intensivmedizin, die auch während der Basisweiterbildung abgeleistet werden können
- können bis zu 18 Monate im ambulanten Bereich abgeleistet werden

Werden im Gebiet Innere Medizin 2 Facharztkompetenzen erworben, so beträgt die gesamte Weiterbildungszeit mindestens acht Jahre.

Weiterbildungsinhalt

Erwerb von Kenntnissen, Erfahrungen und Fertigkeiten in
- den Inhalten der Basisweiterbildung
- der Erkennung und konservativen Behandlung der rheumatischen Erkrankungen und Osteopathien sowie insbesondere der immunsuppressiven und -modulatorischen medikamentösen Therapie entzündlich-rheumatischer Systemerkrankungen wie den Kollagenosen, den Vaskulitiden, den entzündlichen Muskelerkrankungen, den chronischen Arthritiden und Spondyloarthropathien und der speziellen Schmerztherapie rheumatischer Erkrankungen
- der Verordnung und Funktionsüberprüfung von Orthesen und Hilfsmitteln bei rheumatischen Erkrankungen
- der Indikationsstellung radiologischer Untersuchungen und Einordnung der Befunde in das Krankheitsbild
- der Indikationsstellung, Methodik, Durchführung und Einordnung der Laboruntersuchungen von immunologischen Parametern in das Krankheitsbild
- der interdisziplinären Indikationsstellung zu chirurgischen, strahlentherapeutischen und nuklearmedizinischen Behandlungsverfahren
- der intensivmedizinischen Basisversorgung

Spezielle Übergangsbestimmungen

Kammerangehörige, die die Schwerpunktbezeichnung Rheumatologie bzw. die Facharztbezeichnung Innere Medizin und Schwerpunkt Rheumatologie besitzen, sind berechtigt, stattdessen die Facharztbezeichnung Innere Medizin und Rheumatologie zu führen.

Checkliste zu 4.3.9

Definierte Untersuchungs- und Behandlungsverfahren:	**Gefordert***	✓
Sonographien des Bewegungsapparates einschließlich Arthrosonographien	300	☐
intraartikuläre Punktionen und Injektionsbehandlungen	100	☐
Synovia-Analyse	Basiskenntnis	☐
rheumatologisch-immmunologische Labordiagnostik, einschließlich		☐
– Autoantikörper bei rheumatischen Erkrankungen, z.B. indirekte Immunfluoreszenztechnik, ELSIA, Immunoblot		☐
– Antikörper/Erregerbestandteile bei Verdacht auf post- oder parainfektiöser rheumatischer Erkrankung, z.B. erregerserologische Tests		☐
– immungenetische Tests, z.B. HLA-B 27-Bestimmung		☐
Kapillarmikroskopie	50	☐
Osteodensitometrie	50	☐
den physikalischen, krankengymnastischen und ergotherapeutischen Behandlungsprinzipien	Basiskenntnis	☐

** Vgl. die Zahlenangaben in der Spalte „Gefordert" für das gesamte Kapitel 4 mit den (Muster-)Richtlinien zur MWBO der BÄK: http://www.bundesaerztekammer.de/page.asp?his=1.128.129 (Stand: 18.02.2011).*

4.4 Allgemeine Übergangsbestimmungen

Die allgemeinen Übergangsbestimmungen nach § 20 der MWBO[89] gelten soweit keine speziellen Regelungen in Abschnitt B und C der MWBO vorgesehen sind. Generell gilt, dass die nach der bisher gültigen WBO erworbenen Qualifikationsnachweise und Weiterbildungsbezeichnungen, die nicht mehr Gegenstand der aktuellen WBO sind, ihre Gültigkeit behalten und weitergeführt werden dürfen.[90] ▸ Tabelle 4 gibt einen Überblick über die allgemeinen Übergangsbestimmungen der MWBO 2003 (Stand: 25.06.2010).

Hat ein Kammerangehöriger bei Inkrafttreten der neuen WBO eine Facharztbezeichnung im Gebiet Innere Medizin nach der alten MWBO (ehemals: Gebiet Innere Medizin und Allgemeinmedizin) erworben, so gelten für das Gebiet Innere Medizin gemäß der neuen MWBO 2003 (Stand: 25.06.2010) folgende Möglichkeiten für die alten Bezeichnungen (▸ Tabelle 5).

Befand sich ein Kammerangehöriger bei Einführung einer neuen Bezeichnung in der WBO seiner ÄK in dem jeweiligen Gebiet, Schwerpunkt oder der jeweiligen Zusatz-Weiterbildung innerhalb der letzten 8 Jahre (vor der Einführung) mindestens die gleiche Zeit regelmäßig an Weiterbildungsstätten oder vergleichbaren Einrichtungen, und entspricht diese Zeit der jeweiligen Mindestdauer der WB, dann kann die die Zulassung zur Prüfung beantragt werden.[91] Die angegebene Mindestdauer in dem jeweiligen Gebiet, Schwerpunkt oder Zusatz-Weiterbildung muss vom Antragssteller in einem Nachweis erbracht werden.[92] Darin muss hervorgehen, dass der Antragsteller im betreffenden Gebiet, Schwerpunkt oder der entsprechenden Zusatz-Weiterbildung überwiegend tätig war und in dieser Zeit umfassende Kenntnisse, Erfahrungen und Fertigkeiten erworben hat. Anträge sind innerhalb einer Frist von drei Jahren zu stellen. Dabei können auch Tätigkeitsabschnitte innerhalb dieser Frist berücksichtigt werden.[93]

89 Vgl. MWBO 2003 (Stand: 25.06.2010), S. 16 § 20 (1).

Tabelle 4: Allgemeine Übergangsbestimmungen nach der MWBO 2003 (Stand: 25.06.2010)

Weiterbildungsmaßnahme eines Kammerangehörigen	Übergangsfristen für den Abschluss und Antrag auf Prüfungszulassung nach der bisher gültigen MWBO
Facharztweiterbildung	7 Jahre
nach Facharztanerkennung Weiterbildung zum Schwerpunkt	3 Jahre
Weiterbildung in einem Bereich	3 Jahre
nach Facharztanerkennung in Weiterbildung zu einer fakultativen Weiterbildung oder einer Fachkunde	2 Jahre

Quelle: MWBO 2003 (Stand: 25.06.2010), S. 16 § 20 (4) bis (7).

Tabelle 5: Spezielle Übergangsbestimmungen für das Gebiet Innere Medizin nach der MWBO 2003 (Stand: 25.06.2010)

Kammerangehörige, die die Schwerpunktbezeichnung 13.2 bis 13. 9 nach der MWBO 2003 (Stand: 28.03.2008) besitzen	Spezielle Übergangsbestimmungen nach der gültigen MWBO 2003 (Stand: 25.06.2010) für die Schwerpunktbezeichnungen 13.2 bis 13.9
Beispielsweise: 13.2 Facharzt für **Innere Medizin und Schwerpunkt Angiologie** (dies gilt für die Facharztkompetenzen 13.2 bis 13.9 der MWBO)	sind berechtigt, stattdessen die Facharztbezeichnung **Innere Medizin und Angiologie** zu führen (dies gilt für die Facharztkompetenzen 13.2 bis 13.9 der MWBO).

Quelle: MWBO 2003 (Stand: 25.06.2010), S. 73 bis S. 88.

Infobox 12

Eine Übersicht der aktuellen Übergangsbestimmungen für das Gebiet Innere Medizin der Weiterbildungsordnungen der einzelnen Landesärztekammern (LÄK) befindet sich im **Anhang (C.)** dieses Handbuchs.

90 Vgl. MWBO 2003 (Stand: 25.06.2010), S. 16 § 20 (2) und (3).

91 Vgl. MWBO 2003 (Stand: 25.06.2010), S. 16 § 20 (8) Satz 1.

92 Vgl. MWBO 2003 (Stand: 25.06.2010), S. 16 § 20 (8) Satz 2.

93 Vgl. MWBO 2003 (Stand: 25.06.2010), S. 16 § 20 (8) Satz 3 und 4.

4.5 Zusatz-Weiterbildungen nach der MWBO für Internisten und Spezialisten

Die möglichen Voraussetzungen für eine der in ▸ Tabelle 6 aufgeführten Zusatz-Weiterbildungen gemäß Abschnitt C der MWBO 2003 (Stand: 25.06.2010) sind die Facharztanerkennung oder 24 Monate WB in den Gebieten der unmittelbaren Patientenversorgung bei einem Weiterbildungsbefugten an einer Weiterbildungsstätte gemäß § 5 Abs. 1 Satz 1.[94] Ein FA für Innere Medizin kann somit von insgesamt 47 möglichen Zusatz-Weiterbildungen gemäß Abschnitt C der MWBO 2003 (Stand: 25.06.2010) 33 erwerben bzw. 14 nicht erwerben.[95]

Die Mindestweiterbildungszeiten stehen in den WBO der LÄK teilweise unter dem Absatz „Weiterbildungszeit“, teilweise unter „Weiterbildungsinhalte“.

94 Vgl. MWBO 2003 (Stand: 25.06.2010), S. 141 – S. 199.

95 Vgl. MWBO 2003 (Stand: 25.06.2010), S. 141 – S. 199.

Tabelle 6: **Möglichkeiten der Zusatz-Weiterbildung nach der MWBO ***

Fachbereich/Gebiet	Voraussetzung
Ärztliches Qualitätsmanagement	24 Monate Weiterbildung bei einem Weiterbildungsbefugten an einer Weiterbildungsstätte gemäß § 5 Abs. 1
Akupunktur	Facharztanerkennung in einem Gebiet der unmittelbaren Patientenversorgung
Allergologie	Facharztanerkennung
Andrologie	Facharztanerkennung für Haut- und Geschlechtskrankheiten, Innere Medizin und Endokrinologie und Diabetologie oder Urologie
Betriebsmedizin	Facharztanerkennung in einem Gebiet der unmittelbaren Patientenversorgung
Diabetologie	Facharztanerkennung im Gebiet Innere Medizin oder für Allgemeinmedizin oder Kinder- und Jugendmedizin
Flugmedizin	Facharztanerkennung im Gebiet Innere Medizin oder für Allgemeinmedizin oder Arbeitsmedizin
Geriatrie **	Facharztanerkennung
Hämostaseologie	Facharztanerkennung in den Gebieten Chirurgie, Innere Medizin oder für Allgemeinmedizin, Anästhesiologie, Frauenheilkunde und Geburtshilfe, Kinder- und Jugendmedizin, Laboratoriumsmedizin, Neurologie oder Transfusionsmedizin
Homöopathie	Facharztanerkennung
Infektiologie***	Facharztanerkennung im Gebiet Innere Medizin oder für Allgemeinmedizin oder Kinder- und Jugendmedizin
Intensivmedizin****	Facharztanerkennung in den Gebieten Chirurgie, Innere Medizin oder für Anästhesiologie, Kinder- und Jugendmedizin, Neurochirurgie oder Neurologie
Labordiagnostik – fachgebunden –	Facharztanerkennung
Magnetresonanztomographie –fachgebunden-	Facharztanerkennung
Manuelle Medizin/Chirotherapie	Facharztanerkennung
Medikamentöse Tumortherapie	Facharztanerkennung in den Gebieten Chirurgie, Innere Medizin oder für Allgemeinmedizin, Frauenheilkunde und Geburtshilfe, Hals-Nasen-Ohrenheilkunde, Haut und Geschlechtskrankheiten, Mund-Kiefer-Gesichtschirurgie, Neurochirurgie, Neurologie oder Urologie
Medizinische Informatik	24 Monate Weiterbildung in den Gebieten der unmittelbaren Patientenversorgung bei einem Weiterbildungsbefugten an einer Weiterbildungsstätte gemäß § 5 Abs. 1 Satz 1
Naturheilverfahren	Facharztanerkennung
Notfallmedizin	24 Monate Weiterbildung in einem Gebiet der unmittelbaren Patientenversorgung im stationären Bereich bei einem Weiterbildungsbefugten an einer Weiterbildungsstätte gemäß § 5 Abs. 1 Satz 1
Palliativmedizin	Facharztanerkennung
Phlebologie	Facharztanerkennung
Physikalische Therapie und Balneologie	Facharztanerkennung in einem Gebiet der unmittelbaren Patientenversorgung
Proktologie	Facharztanerkennung für Allgemeine Chirurgie, Allgemeinmedizin, Kinderchirurgie, Visceralchirurgie, Haut- und Geschlechtskrankheiten, Frauenheilkunde und Geburtshilfe, Innere Medizin, Innere Medizin und Gastroenterologie oder Urologie
Psychoanalyse	Facharztanerkennung in einem Gebiet der unmittelbaren Patientenversorgung
Psychotherapie – fachgebunden –	Facharztanerkennung
Rehabilitationswesen	Facharztanerkennung
Röntgendiagnostik – fachgebunden –	Facharztanerkennung
Schlafmedizin	Facharztanerkennung für Allgemeinmedizin, Hals-Nasen-Ohrenheilkunde, Innere Medizin, Innere Medizin und Pneumologie, Kinder- und Jugendmedizin, Neurologie oder Psychiatrie und Psychotherapie
Sozialmedizin	Facharztanerkennung
Spezielle Schmerztherapie	Facharztanerkennung
Sportmedizin	Facharztanerkennung in einem Gebiet der unmittelbaren Patientenversorgung
Suchtmedizinische Grundversorgung	Facharztanerkennung
Tropenmedizin	Facharztanerkennung

* Zu beachten ist, dass auch hier Abweichungen in den WBO der LÄK möglich sind.
** Die „Geriatrie" ist in drei WBO des Landesärztekammern Schwerpunkt: in der LÄK Berlin, LÄK Brandenburg und ÄK Sachsen-Anhalt. In der ÄK Bremen ist die Geriatrie als „fakultative Weiterbildung klinische Geriatrie" im Sinne einer Zusatz-Weiterbildung aufgeführt. In allen anderen LÄK ist die Geriatrie als Zusatz-Weiterbildung strukturiert.
*** Die Infektiologie ist in der WBO der ÄK Mecklenburg-Vorpommern im Gebiet Innere Medizin Schwerpunkt.
**** Die Zusatz-Weiterbildung „Intensivmedizin" (dieser Bezeichnung kann der adjektivische Zusatz der jeweiligen Facharztbezeichnung zugefügt werden, z. B. Internistische Intensivmedizin oder pädiatrische Intensivmedizin etc.) ist ohne Frage besonders wichtig, um die Kompetenz von Internistinnen und Internisten zur Versorgung kritisch Kranker der Intensivmedizin aufrecht zu erhalten. Sie ist nach Auffassung der DGIM allen Ärztinnen und Ärzten dringend zu empfehlen, die nicht sicher in den Bereich der niedergelassenen vertragsärztlichen Versorgung gehen.
(Quelle: Vgl. Muster-WBO 2003 (Stand: 25.06.2010), S. 141 – S. 199)

5 Anhang

A. Ansprechpartner zu Weiterbildungsfragen bei den Landesärztekammern

Tabelle 7: Ansprechpartner zu Weiterbildungsfragen bei den Landesärztekammern

Kammer	Adresse	Kontakt	Web	Ansprechpartner „Weiterbildung"
Bundesärztekammer				
	Herbert-Lewin-Platz 1 10623 Berlin	Tel.: 030/400456-0 Fax.: 030/400456-388 info@baek.de	www.baek.de	Dezernat II 030 - 400456-420 E-Mail: info@baek.de
Landesärztekammer Baden-Württemberg				
	Jahnstr. 40 70597 Stuttgart	Tel.: 0711/769890 Fax: 0711/7698950 info@laek-bw.de	www.laek-bw.de	Ulrike Hespeler 0711 - 7698935 E-Mail: info@lael-bw.de
Bayerische Landesärztekammer				
	Mühlbaurstr. 16 81677 München	Tel.: 089/4147-0 Fax: 089/4147-280 blaek@blaek.de	www.blaek.de	Sachbearbeitung 089 - 4147-132;
Ärztekammer Berlin				
	Friedrichstr. 16 10969 Berlin	Tel.: 030/40806-0 Fax: 030/40806-3499 kammer@aekb.de	www.aekb.de	Johanna Hille Irina Pajonk 030 – 40806 1001
Landesärztekammer Brandenburg				
	Dreifertstr. 12 03044 Cottbus	Tel.: 0355/78010-0 Fax: 0355/78010-36 post@laekb.de	www.laekb.de	Barbara Raubold 0355 - 78010-42 E-Mail: weiterbildung@laekb.de
Ärztekammer Bremen				
	Schwachhauser Heerstr. 30 28209 Bremen	Tel.: 0421/340420-0 Fax: 0421/340420-9 info@aekhb.de	www.aekhb.de	Barbara Feder, Heide Bohlen, Susanne Freitag und Petra Wedig 0421 - 3404-241/220/222/223 E-Mail:wb@aekhb.de
Ärztekammer Hamburg				
	Humboldtstr. 56 22083 Hamburg	Tel.: 040/2022990 Fax: 040/202299400 post@aekhh.de	www.aekhh.de	Sachbearbeitung 040 - 202299 E-Mail: weiterbildung@aekhh.de
Landesärztekammer Hessen				
	Im Vogelsgesang 3 60488 Frankfurt	Tel.: 069/97672-0 Fax: 069/97672-128 info@laekh.de	www.laekh.de	Frau Stöher 069 - 97672103
Ärztekammer Mecklenburg-Vorpommern				
	August-Bebel-Str. 9a 18055 Rostock	Tel.: 0381/49280-0 Fax: 0381/49280-80 info@aek-mv.de	www.aek-mv.de	Ulrike Büttner 0381 - 4928021 E-Mail: weiterbildung@aek-mv.de
Ärztekammer Niedersachsen				
	Berliner Allee 20 30175 Hannover	Tel.: 0511/38002 Fax: 0511/3802240 info@aekn.de	www.aekn.de	Markus Schwinn 0511 - 3802250 E-Mail: markus.schwinn@aekn.de
Ärztekammer Nordrhein				
	Tersteegenstr. 9 40474 Düsseldorf	Tel.: 0211/43020 Fax: 0211/4302-1200 aerztekammer@aekno.de	www.aekno.de	Karl-Dieter Menzel 0211 - 43022220

Tabelle 7: Fortsetzung

Kammer	Adresse	Kontakt	Web	Ansprechpartner „Weiterbildung"
Landesärztekammer Rheinland-Pfalz				
	Deutschhausplatz 3 55116 Mainz	Tel.: 06131/288220 Fax: 06131/2882288 kammer@laek-rlp.de	www.laek-rlp.de	Gabriele Petri und Marion Maurer 06131 - 28822-47/48 E-Mail: petri@laek-rlp.de; maurer@laek-rlp.de
Ärztekammer des Saarlandes				
	Faktoreistr. 4 66111 Saarbrücken	Tel.: 0681/4003-0 Fax: 0681/4003340 info-aeks@aeksaar.de	www.aeksaar.de	Michael Hoffmann 0681 - 4003-279
Sächsische Landesärztekammer				
	Schützenhöhe 16 01099 Dresden	Tel.: 0351/82670 Fax: 0351/8267412 dresden@slaek.de	www.slaek.de	Frau Dr. Gäbler 0351 - 8267-313 E-Mail: weiterbildung@slaek.de
Ärztekammer Sachsen-Anhalt				
	Doctor-Eisenbart-Ring 2 39120 Magdeburg	Tel.: 0391/6054-6 Fax: 0391/6054-7000 info@aeksa.de	www.aeksa.de	Dorothee Große 0391 - 60547660 E-Mail: weiterbildung@aeksa.de
Ärztekammer Schleswig-Holstein				
	Bismarckallee 8-12 23795 Bad Segeberg	Tel.: 04551/8030 Fax: 04551/803188 aerztekammer@aeksh.org	www.aeksh.org	Manuela Brammer 04551 - 803-143 E-Mail: weiterbildung@aeksh.org
Landesärztekammer Thüringen				
	Im Semmicht 33 07751 Jena-Maua	Tel.: 03641/6140 Fax: 03641/614169 post@laek-thueringen.de	www.laek-thueringen.de	Frau Dr. med. Braunsdorf 03641 - 614-120 E-Mail: weiterbildung@laek-thueringen.de
Ärztekammer Westfalen-Lippe				
	Gartenstr. 210-214 48147 Münster	Tel.: 0251/9290 Fax: 0251/9292999 posteingang@aekwl.de	www.aekwl.de	Günter Meis 0251 - 9292305 E-Mail: weiterbildung@aekwl.de

B. Gebiet und Facharztkompetenzen in den WBO der Landesärztekammern

Tabelle 8: Gebiet und Facharztkompetenzen in den WBO der Landesärztekammern

Ärztekammer	Gebiet/Facharztkompetenzen in der jeweiligen WBO	Mindestdauer der WB in Jahren
Bundesärztekammer		
MWBO 2003 (Stand: 25.06.2010)	**1. Gebiet Allgemeinmedizin**	
	Facharzt/Fachärztin für Allgemeinmedizin (Hausarzt/Hausärztin)	5
	13. Gebiet Innere Medizin	
	13.1 Facharzt/Fachärztin für Innere Medizin (Internist/Internistin)	5
	13.2 Facharzt/Fachärztin für Innere Medizin und Angiologie	6
	13.3 Facharzt/Fachärztin für Innere Medizin und Endokrinologie und Diabetologie	6
	13.4 Facharzt/Fachärztin für Innere Medizin und Gastroenterologie	6
	13.5 Facharzt/Fachärztin für Innere Medizin und Hämatologie und Onkologie	6
	13.6 Facharzt/Fachärztin für Innere Medizin und Kardiologie	6
	13.7 Facharzt/Fachärztin für Innere Medizin und Nephrologie	6
	13.8 Facharzt/Fachärztin für Innere Medizin und Pneumologie	6
	13.9 Facharzt/Fachärztin für Innere Medizin und Rheumatologie	6
Landesärztekammer Baden-Württemberg		
WBO vom 15.03.2006 (Stand: 01.04.2011)	**1. Gebiet Allgemeinmedizin**	
	Facharzt/Fachärztin für Allgemeinmedizin	5
	13. Gebiet Innere Medizin und Allgemeinmedizin	
	13.1 Facharzt/Fachärztin für Innere Medizin	5
	13.2 Facharzt/Fachärztin für Innere Medizin und Angiologie	6
	13.3 Facharzt/Fachärztin für Innere Medizin und Endokrinologie und Diabetologie	6
	13.4 Facharzt/Fachärztin für Innere Medizin und Gastroenterologie	6
	13.5 Facharzt/Fachärztin für Innere Medizin und Hämatologie und Onkologie	6
	13.6 Facharzt/Fachärztin für Innere Medizin und Kardiologie	6
	13.7 Facharzt/Fachärztin für Innere Medizin und Nephrologie	6
	13.8 Facharzt/Fachärztin für Innere Medizin und Pneumologie	6
	13.9 Facharzt/Fachärztin für Innere Medizin und Rheumatologie	6
Bayerische Landesärztekammer		
WBO vom 24.04.2004 (Stand: 16.10.2011)	**1. Gebiet Allgemeinmedizin**	
	Facharzt/Fachärztin für Allgemeinmedizin	5
	13. Gebiet Innere Medizin	
	13.1 Facharzt für Innere Medizin	5
	13.2.1 Facharzt für Innere Medizin und Angiologie (Angiologe)	6
	13.2.2 Facharzt für Innere Medizin und Endokrinologie und Diabetologie	6
	13.2.3 Facharzt für Innere Medizin und Gastroenterologie	6
	13.2.4 Facharzt für Innere Medizin und Hämatologie und Onkologie	6
	13.2.5 Facharzt für Innere Medizin und Kardiologie	6
	13.2.6 Facharzt für Innere Medizin und Nephrologie	6
	13.2.7 Facharzt für Innere Medizin und Pneumologie	6
	13.2.8 Facharzt für Innere Medizin und Rheumatologie	6

Tabelle 8: Fortsetzung		
Ärztekammer	Gebiet/Facharztkompetenzen in der jeweiligen WBO	Mindestdauer der WB in Jahren
Ärztekammer Berlin		
WBO vom 16. 06.2004 (Stand: 13.03.2010)	**1. Gebiet Allgemeinmedizin**	
	1. Facharzt/Fachärztin für Allgemeinmedizin (Allgemeinarzt/Allgemeinärztin)	5
	13. Gebiet Innere Medizin	
	13.1 Facharzt/Fachärztin für Innere Medizin	5
	13.2 Facharzt/Fachärztin für Innere Medizin und Angiologie	6
	13.3 Facharzt/Fachärztin für Innere Medizin und Endokrinologie und Diabetologie	6
	13.4 Facharzt/Fachärztin für Innere Medizin und Gastroenterologie	6
	13.5 Facharzt/Fachärztin für Innere Medizin und Geriatrie	6
	13.6 Facharzt/Fachärztin für Innere Medizin und Hämatologie und Onkologie	6
	13.7 Facharzt/Fachärztin für Innere Medizin und Kardiologie	6
	13.8 Facharzt/Fachärztin für Innere Medizin und Nephrologie	6
	13.9 Facharzt/Fachärztin für Innere Medizin und Pneumologie	6
	13.10 Facharzt/Fachärztin für Innere Medizin und Rheumatologie	6
Landesärztekammer Brandenburg		
WBO vom 26.10.2005 (Stand: 10.09.2011)	**1. Gebiet Innere Medizin und Allgemeinmedizin**	
	Facharzt/Fachärztin für Allgemeinmedizin	5
	13. Gebiet Innere Medizin	
	13.1 Facharzt/Fachärztin für Innere Medizin	5
	13.2 Facharzt/Fachärztin für Innere Medizin und Angiologie	6
	13.3 Facharzt/Fachärztin für Innere Medizin und Endokrinologie und Diabetologie	6
	13.4 Facharzt/Fachärztin für Innere Medizin und Gastroenterologie	6
	13.5 Facharzt/Fachärztin für Innere Medizin und Geriatrie	6
	13.6 Facharzt/Fachärztin für Innere Medizin und Hämatologie und Onkologie	6
	13.7 Facharzt/Fachärztin für Innere Medizin und Kardiologie	6
	13.8 Facharzt/Fachärztin für Innere Medizin und Nephrologie	6
	13.9 Facharzt/Fachärztin für Innere Medizin und Pneumologie	6
	13.10 Facharzt/Fachärztin für Innere Medizin und Rheumatologie	6
Ärztekammer Bremen		
WBO in Kraft getreten am 01.04.2005 (Stand: 27.08.2011)	**1. Gebiet Allgemeinmedizin**	
	1. Facharzt/ Fachärztin für Allgemeinmedizin	5
	13. Gebiet Innere Medizin	
	13.1 Facharzt/Fachärztin für Innere Medizin	5
	13.2 Facharzt/Fachärztin für Innere Medizin und Angiologie	6
	13.3 Facharzt/Fachärztin für Innere Medizin und Endokrinologie und Diabetologie	6
	13.4 Facharzt/Fachärztin für Innere Medizin und Gastroenterologie	6
	13.5 Facharzt/Fachärztin für Innere Medizin und Hämatologie und Onkologie	6
	13.6 Facharzt/Fachärztin für Innere Medizin und Kardiologie	6
	13.7 Facharzt/Fachärztin für Innere Medizin und Nephrologie	6
	13.8 Facharzt/Fachärztin für Innere Medizin und Pneumologie	6
	13.9 Facharzt/Fachärztin für Innere Medizin und Rheumatologie	6

Tabelle 8: Fortsetzung

Ärztekammer	Gebiet/Facharztkompetenzen in der jeweiligen WBO	Mindestdauer der WB in Jahren
Ärztekammer Hamburg		
WBO vom 21.02.2005 (Stand: 24.10.2011)	**1. Gebiet Allgemeinmedizin**	
	Facharzt/Fachärztin für Allgemeinmedizin	5
	13. Gebiet Innere Medizin	
	13.1 Facharzt/Fachärztin für Innere Medizin	5
	13.2 Facharzt/Fachärztin für Innere Medizin und Angiologie	6
	13.3 Facharzt/Fachärztin für Innere Medizin und Endokrinologie und Diabetologie	6
	13.4 Facharzt/Fachärztin für Innere Medizin und Gastroenterologie	6
	13.5 Facharzt/Fachärztin für Innere Medizin und Hämatologie und Onkologie	6
	13.6 Facharzt/Fachärztin für Innere Medizin und Kardiologie	6
	13.7 Facharzt/Fachärztin für Innere Medizin und Nephrologie	6
	13.8 Facharzt/Fachärztin für Innere Medizin und Pneumologie	6
	13.9 Facharzt/Fachärztin für Innere Medizin und Rheumatologie	6
Landesärztekammer Hessen		
WBO vom 15.08.2005 (Stand: 01.01.2012)	**1. Gebiet Allgemeinmedizin**	
	1. Facharzt/Fachärztin für Allgemeinmedizin	5
	13. Gebiet Innere Medizin	
	13.1 Facharzt/Fachärztin für Innere Medizin	5
	13.2 Facharzt/Fachärztin für Innere Medizin und Angiologie	6
	13.3 Facharzt/Fachärztin für Innere Medizin und Endokrinologie und Diabetologie	6
	13.4 Facharzt/Fachärztin für Innere Medizin und Gastroenterologie	6
	13.5 Facharzt/Fachärztin für Innere Medizin und Hämatologie und Onkologie	6
	13.6 Facharzt/Fachärztin für Innere Medizin und Kardiologie	6
	13.7 Facharzt/Fachärztin für Innere Medizin und Nephrologie	6
	13.8 Facharzt/Fachärztin für Innere Medizin und Pneumologie	6
	13.9 Facharzt/Fachärztin für Innere Medizin und Rheumatologie	6
Ärztekammer Mecklenburg-Vorpommern		
WBO vom 20.06.2005 (Stand: 15.06.2011)	**1. Gebiet Allgemeinmedizin**	
	Facharzt/Fachärztin für Allgemeinmedizin	5
	13. Gebiet Innere Medizin	
	13.1 Facharzt/Fachärztin für Innere Medizin	5
	13.2 Facharzt/Fachärztin für Innere Medizin und Angiologie	6
	13.3 Facharzt/Fachärztin für Innere Medizin und Endokrinologie und Diabetologie	6
	13.4 Facharzt/Fachärztin für Innere Medizin und Gastroenterologie	6
	13.5 Facharzt/Fachärztin für Innere Medizin und Hämatologie und Onkologie	6
	13.6 Facharzt/Fachärztin für Innere Medizin und Infektiologie	6
	13.7 Facharzt/Fachärztin für Innere Medizin und Kardiologie	6
	13.8 Facharzt/Fachärztin für Innere Medizin und Nephrologie	6
	13.9 Facharzt/Fachärztin für Innere Medizin und Pulmologie	6
	13.10 Facharzt/Fachärztin für Innere Medizin und Rheumatologie	6

Tabelle 8: **Fortsetzung**

Ärztekammer	Gebiet/Facharztkompetenzen in der jeweiligen WBO	Mindestdauer der WB in Jahren
Ärztekammer Niedersachsen		
WBO vom 27.11.2004, (Stand: 01.02.2011)	**1. Gebiet Allgemeinmedizin**	
	Facharzt/Fachärztin für Allgemeinmedizin	5
	13. Gebiet Innere Medizin	
	13.1 Facharzt/Fachärztin für Innere Medizin	5
	13.2 Facharzt/Fachärztin für Innere Medizin und Angiologie	6
	13.3 Facharzt/Fachärztin für Innere Medizin und Endokrinologie und Diabetologie	6
	13.4 Facharzt/Fachärztin für Innere Medizin und Gastroenterologie	6
	13.5 Facharzt/Fachärztin für Innere Medizin und Hämatologie und Onkologie	6
	13.6 Facharzt/Fachärztin für Innere Medizin und Kardiologie	6
	13.7 Facharzt/Fachärztin für Innere Medizin und Nephrologie	6
	13.8 Facharzt/Fachärztin für Innere Medizin und Pneumologie	6
	13.9 Facharzt/Fachärztin für Innere Medizin und Rheumatologie	6
Ärztekammer Nordrhein		
WBO in Kraft getreten am 01.10.2005 (Stand: 01.01.2012)	**1. Gebiet Allgemeinmedizin**	
	1. Facharzt/Fachärztin für Allgemeinmedizin	5
	13. Gebiet Innere Medizin	
	13.1 Facharzt/Fachärztin für Innere Medizin	5
	13.2 Facharzt/Fachärztin für Innere Medizin und Angiologie	6
	13.3 Facharzt/Fachärztin für Innere Medizin und Endokrinologie und Diabetologie	6
	13.4 Facharzt/Fachärztin für Innere Medizin und Gastroenterologie	6
	13.5 Facharzt/Fachärztin für Innere Medizin und Hämatologie und Onkologie	6
	13.6 Facharzt/Fachärztin für Innere Medizin und Kardiologie	6
	13.7 Facharzt/Fachärztin für Innere Medizin und Nephrologie	6
	13.8 Facharzt/Fachärztin für Innere Medizin und Pneumologie	6
	13.9 Facharzt/Fachärztin für Innere Medizin und Rheumatologie	6
Landesärztekammer Rheinland-Pfalz		
WBO vom 05.05.2004 (Stand: 02.02.2012)	**1. Gebiet Allgemeinmedizin**	
	Facharzt/Fachärztin für Allgemeinmedizin	5
	13. Gebiet Innere Medizin	
	13.1 Facharzt/Fachärztin für Innere Medizin und Angiologie	6
	13.2 Facharzt/Fachärztin für Innere Medizin und Endokrinologie und Diabetologie	6
	13.3 Facharzt/Fachärztin für Innere Medizin und Gastroenterologie	6
	13.4 Facharzt/Fachärztin für Innere Medizin und Hämatologie und Onkologie	6
	13.5 Facharzt/Fachärztin für Innere Medizin und Kardiologie	6
	13.6 Facharzt/Fachärztin für Innere Medizin und Nephrologie	6
	13.7 Facharzt/Fachärztin für Innere Medizin und Pneumologie	6
	13.8 Facharzt/Fachärztin für Innere Medizin und Rheumatologie	6
	13.9 Facharzt/Fachärztin für Innere Medizin/gesamte Innere Medizin (Internist/Internistin für die gesamte Innere Medizin)	6

Tabelle 8: Fortsetzung

Ärztekammer	Gebiet/Facharztkompetenzen in der jeweiligen WBO	Mindestdauer der WB in Jahren
Ärztekammer des Saarlandes		
WBO vom 15.12.2004 (Stand: 02.09.2008)	**12. Gebiet Innere Medizin und Allgemeinmedizin**	
	12.1 Facharzt/Fachärztin für Innere und Allgemeinmedizin	5
	12.2 Facharzt/Fachärztin für Innere Medizin	5
	12.3.1 Facharzt/Fachärztin für Innere Medizin und Angiologie (Internist und Angiologe/Internistin und Angiologin)	6
	12.3.2 Facharzt/Fachärztin für Innere Medizin und Endokrinologie und Diabetologie	6
	12.3.3 Facharzt/Fachärztin für Innere Medizin und Gastroenterologie	6
	12.3.4 Facharzt/Fachärztin für Innere Medizin und Hämatologie und Onkologie	6
	12.3.5 Facharzt/Fachärztin für Innere Medizin und Kardiologie	6
	12.3.6 Facharzt/Fachärztin für Innere Medizin und Nephrologie	6
	12.3.7 Facharzt/Fachärztin für Innere Medizin und Pneumologie	6
	12.3.8 Facharzt/Fachärztin für Innere Medizin und Rheumatologie	6
Sächsische Landesärztekammer		
WBO vom 26.11.2005 (Stand: 23.11.2011)	**1. Gebiet Allgemeinmedizin**	
	Facharzt/Fachärztin für Allgemeinmedizin (Hausarzt/Hausärztin)	5
	13. Gebiet Innere Medizin	
	13.1 Facharzt/Fachärztin für Innere Medizin	5
	13.2 Facharzt/Fachärztin für Innere Medizin und Angiologie	6
	13.3 Facharzt/Fachärztin für Innere Medizin und Endokrinologie und Diabetologie	6
	13.4 Facharzt/Fachärztin für Innere Medizin und Gastroenterologie	6
	13.5 Facharzt/Fachärztin für Innere Medizin und Hämatologie und Onkologie	6
	13.6 Facharzt/Fachärztin für Innere Medizin und Kardiologie	6
	13.7 Facharzt/Fachärztin für Innere Medizin und Nephrologie	6
	13.8 Facharzt/Fachärztin für Innere Medizin und Pneumologie	6
	13.9 Facharzt/Fachärztin für Innere Medizin und Rheumatologie	6
Ärztekammer Sachsen-Anhalt		
WBO vom 16.04.2005 (Stand: 13.05.2011)	**1. Gebiet Allgemeinmedizin**	
	Facharzt/Fachärztin für Allgemeinmedizin	5
	13. Gebiet Innere Medizin	
	13.1 Facharzt/Fachärztin für Innere Medizin	5
	13.2 Facharzt/Fachärztin für Innere Medizin und Angiologie	6
	13.3 Facharzt/Fachärztin für Innere Medizin und Endokrinologie und Diabetologie	6
	13.4 Facharzt/Fachärztin für Innere Medizin und Gastroenterologie	6
	13.5 Facharzt/Fachärztin für Innere Medizin und Geriatrie	6
	13.6 Facharzt/Fachärztin für Innere Medizin und Hämatologie und Onkologie	6
	13.7 Facharzt/Fachärztin für Innere Medizin und Kardiologie	6
	13.8 Facharzt/Fachärztin für Innere Medizin und Nephrologie	6
	13.9 Facharzt/Fachärztin für Innere Medizin und Pneumologie	6
	13.10 Facharzt/Fachärztin für Innere Medizin und Rheumatologie	6

Tabelle 8: Fortsetzung		
Ärztekammer	Gebiet/Facharztkompetenzen in der jeweiligen WBO	Mindestdauer der WB in Jahren
Ärztekammer Schleswig-Holstein		
WBO vom 15.06.2005 (Stand: 25.05.2011)	**1. Gebiet Allgemeinmedizin**	
	Facharzt/Fachärztin für Allgemeinmedizin	5
	13. Gebiet Innere Medizin	
	13.1 Facharzt/Fachärztin für Innere Medizin	5
	13.2 Facharzt/Fachärztin für Innere Medizin und Angiologie	6
	13.3 Facharzt/Fachärztin für Innere Medizin und Endokrinologie und Diabetologie	6
	13.4 Facharzt/Fachärztin für Innere Medizin und Gastroenterologie	6
	13.5 Facharzt/Fachärztin für Innere Medizin und Hämatologie und Onkologie	6
	13.6 Facharzt/Fachärztin für Innere Medizin und Kardiologie	6
	13.7 Facharzt/Fachärztin für Innere Medizin und Nephrologie	6
	13.8 Facharzt/Fachärztin für Innere Medizin und Pneumologie	6
	13.9 Facharzt/Fachärztin für Innere Medizin und Rheumatologie	6
Landesärztekammer Thüringen		
WBO vom 29.03.2005 (Stand: 14.07.2011)	**1. Gebiet Allgemeinmedizin**	
	1. Facharzt/Fachärztin für Allgemeinmedizin	5
	13. Gebiet Innere Medizin	
	13.1 Facharzt/Fachärztin für Innere Medizin	5
	13.2 Facharzt/Fachärztin für Innere Medizin und Angiologie	6
	13.3 Facharzt/Fachärztin für Innere Medizin und Endokrinologie und Diabetologie	6
	13.4 Facharzt/Fachärztin für Innere Medizin und Gastroenterologie	6
	13.5 Facharzt/Fachärztin für Innere Medizin und Hämatologie und Onkologie	6
	13.6 Facharzt/Fachärztin für Innere Medizin und Kardiologie	6
	13.7 Facharzt/Fachärztin für Innere Medizin und Nephrologie	6
	13.8 Facharzt/Fachärztin für Innere Medizin und Pneumologie	6
	13.9 Facharzt/Fachärztin für Innere Medizin und Rheumatologie	6
Ärztekammer Westfalen-Lippe		
WBO vom 09.04.2005 (Stand: 01.01.2012)	**1. Gebiet Allgemeinmedizin**	
	1. Facharzt/Fachärztin für Allgemeinmedizin	5
	13. Gebiet Innere Medizin	
	13.1 Facharzt/Fachärztin für Innere Medizin	5
	13.2 Facharzt/Fachärztin für Innere Medizin und Angiologie	6
	13.3 Facharzt/Fachärztin für Innere Medizin und Endokrinologie und Diabetologie	6
	13.4 Facharzt/Fachärztin für Innere Medizin und Gastroenterologie	6
	13.5 Facharzt/Fachärztin für Innere Medizin und Hämatologie und Onkologie	6
	13.6 Facharzt/Fachärztin für Innere Medizin und Kardiologie	6
	13.7 Facharzt/Fachärztin für Innere Medizin und Nephrologie	6
	13.8 Facharzt/Fachärztin für Innere Medizin und Pneumologie	6
	13.9 Facharzt/Fachärztin für Innere Medizin und Rheumatologie	6

C. Übergangsbestimmungen für die Gebiete Innere Medizin und Allgemeinmedizin in den WBO der Landesärztekammern

Tabelle 9: **Übergangsbestimmungen für die Gebiete Innere Medizin und Allgemeinmedizin in den WBO der Landesärztekammern**

Ärztekammer	Übergangsbestimmungen für die Gebiete Innere Medizin und Allgemeinmedizin
Landesärztekammer Baden-Württemberg	
WBO vom 15.03.2006 (Stand: 01.04.2011)	Kammerangehörige, die eine Facharztanerkennung im Gebiet Innere Medizin, eine Schwerpunktbezeichnung der Inneren Medizin oder die Facharztbezeichnung Allgemeinmedizin besitzen, können diese beibehalten.
	Kammerangehörige, die die Schwerpunktbezeichnung Endokrinologie besitzen, sind berechtigt, stattdessen die Facharztbezeichnung Innere Medizin und Schwerpunkt Endokrinologie und Diabetologie oder die Facharztbezeichnung Innere Medizin und Endokrinologie und Diabetologie oder die Schwerpunktbezeichnung Endokrinologie und Diabetologie zu führen. § 20 Abs. 8 findet keine Anwendung.
	Kammerangehörige, die vor dem 01.05.2006 eine Weiterbildung im Gebiet Innere Medizin sowie deren Schwerpunkten begonnen haben, können diese nach den Bestimmungen der bisherigen WBO bis zum 30.04.2016 abschließen.
	Kammerangehörige, die eine Facharztbezeichnung im Gebiet Innere Medizin oder eine Facharztbezeichnung im Gebiet Innere Medizin und Allgemeinmedizin oder eine Schwerpunktbezeichnung im Gebiet Innere Medizin nach bisherigem Recht besitzen, sind berechtigt, stattdessen die entsprechende Facharztbezeichnung gemäß 13.2 bis 13.9 nach dieser WBO zu führen.
Bayerische Landesärztekammer	
WBO vom 24.04.2004 (Stand: 16.10.2011)	Ärzte, die die Anerkennung zum Führen der Facharztbezeichnung „Facharzt für Innere Medizin" und einer zugehörigen Schwerpunktbezeichnung aufgrund bisher geltender Weiterbildungsordnungen erworben haben, sind berechtigt, stattdessen die in dieser WBO jeweils festgelegte Bezeichnung zu führen.
Ärztekammer Berlin	
WBO vom 16.06.2004 (Stand: 13.03.2010)	Gebiet Allgemeinmedizin: Die Weiterbildungszeit 6 Monate Orthopädie und Unfallchirurgie kann innerhalb von 7 Jahren nach Inkrafttreten des 6. Nachtrages dieser WBO ersetzt werden durch 6 Monate Orthopädie oder durch 6 Monate Chirurgie mit Schwerpunkt Unfallchirurgie.
	Kammerangehörige, die sich bei Inkrafttreten dieser WBO in der Facharztweiterbildung Innere Medizin nach der zuvor geltenden WBO befinden, können innerhalb einer Frist von 10 Jahren nach Inkrafttreten dieser WBO eine Weiterbildung in einem der Schwerpunkte Angiologie, Endokrinologie, Gastroenterologie, Hämatologie und Internistische Onkologie, Kardiologie, Nephrologie, Pneumologie und Rheumatologie nach den Bestimmungen der bisher gültigen WBO abschließen. Kammerangehörige, die eine bisherige Facharztkompetenz mit Schwerpunkt erworben haben, können diese weiterführen oder die dem erworbenen Schwerpunkt entsprechende Facharztbezeichnung nach 13.1 bis 13.9 führen.
Landesärztekammer Brandenburg	
WBO vom 26.10.2005 (Stand: 10.10.2011)	Kammerangehörige, die bei Inkrafttreten dieser WBO die Facharztbezeichnung Innere Medizin besitzen, können innerhalb einer Frist von 5 Jahren die Facharztbezeichnung Innere und Allgemeinmedizin beantragen, wenn sie mindestens 5 Jahre hausärztlich in eigener Praxis oder als angestellter Arzt einer Einrichtung gemäß § 311 SGB V tätig gewesen sind. Auf das Anerkennungsverfahren finden die §§ 12 bis 16 Anwendung.
	Kammerangehörige, die eine Facharztanerkennung im Gebiet Innere Medizin, eine Schwerpunktbezeichnung der Inneren Medizin oder die Facharztbezeichnung Allgemeinmedizin besitzen, behalten diese bei. Der § 20 Abs. 8 findet keine Anwendung
	Kammerangehörige, die bei Inkrafttreten dieser WBO eine Weiterbildung im Gebiet Innere Medizin sowie deren Schwerpunkten oder in Allgemeinmedizin begonnen haben, können diese nach den Bestimmungen der bisherigen WBO innerhalb einer Frist von 7 Jahren abschließen.
	Kammerangehörige, die die Schwerpunktbezeichnung Endokrinologie besitzen, sind berechtigt, stattdessen die Schwerpunktbezeichnung Endokrinologie und Diabetologie zu führen.
Ärztekammer Bremen	
WBO vom 28.06.2004, in Kraft getreten am 01.04.2005 (Stand: 27.08.2011)	Kammerangehörige, die eine Facharztanerkennung im Gebiet Innere Medizin, eine Schwerpunktbezeichnung der Inneren Medizin oder die Facharztbezeichnung Allgemeinmedizin besitzen, behalten diese bei. Der § 20 Abs. 8 findet keine Anwendung.
	Kammerangehörige, die bei Inkrafttreten dieser WBO eine Weiterbildung im Gebiet Innere Medizin sowie deren Schwerpunkten oder in Allgemeinmedizin begonnen haben, können diese nach den Bestimmungen der bisherigen WBO abschließen und bis zum 31.12.2011 bei der Ärztekammer die Zulassung zur Prüfung beantragen.
	Kammerangehörige, die eine Schwerpunktbezeichnung im Gebiet Innere Medizin besitzen, sind berechtigt, stattdessen die entsprechende Facharztbezeichnung nach dieser WBO zu führen.

Tabelle 9: Fortsetzung

Ärztekammer	Übergangsbestimmungen für die Gebiete Innere Medizin und Allgemeinmedizin
Ärztekammer Hamburg	
WBO vom 21.02.2005 (Stand: 24.10.2011)	Kammerangehörige, die eine Facharztanerkennung im Gebiet Innere Medizin, eine Schwerpunktbezeichnung der Inneren Medizin oder die Facharztbezeichnung Allgemeinmedizin besitzen, können diese beibehalten. Der § 20 Abs. 8 findet keine Anwendung.
	Kammerangehörige, die vor Inkrafttreten dieser WBO eine Weiterbildung im Gebiet Innere Medizin oder im Gebiet Allgemeinmedizin begonnen haben, können diese gemäß § 20 Abs. 4 innerhalb einer Frist von 7 Jahren nach den Bestimmungen der bisherigen WBO abschließen. Kammerangehörige, die bei Inkrafttreten dieser WBO ihre Weiterbildung in einem Schwerpunkt der Inneren Medizin begonnen haben, können diese gemäß § 20 Abs. 5 in einer Frist von 3 Jahren abschließen.
	Kammerangehörige, die eine Schwerpunktbezeichnung im Gebiet Innere Medizin besitzen, sind berechtigt, stattdessen die entsprechende Facharztbezeichnung nach dieser WBO zu führen.
	Kammerangehörige, die Facharzt für Allgemeinmedizin sind, können die Anerkennung der neuen Bezeichnung beantragen, wenn sie mindestens 24 Monate Weiterbildung im Gebiet Innere Medizin nachweisen. Fachärzte für Allgemeinmedizin, die mindestens 18 Monate Weiterbildung im Gebiet Innere Medizin nachweisen, können die Anerkennung der neuen Bezeichnung beantragen, wenn sie mindestens 5 Jahre hauptberufliche hausärztliche Tätigkeit in eigener Praxis nachweisen.
	Kammerangehörige, die Facharzt für Innere Medizin sind, können die Anerkennung der neuen Bezeichnung beantragen, wenn sie mindestens 5 Jahre hauptberufliche hausärztliche Tätigkeit in eigener Praxis nachweisen.
	Für Anträge nach den beiden letzten Absätzen auf Zulassung zur Prüfung gilt eine Frist von 7 Jahren nach Inkrafttreten dieser WBO. Auf das Anerkennungsverfahren finden die §§ 12 bis 16 dieser WBO Anwendung.
Landesärztekammer Hessen	
WBO vom Oktober 2005 (Stand: 01.01.2012)	Kammerangehörige, die eine Facharztanerkennung im Gebiet Innere Medizin, eine Schwerpunktbezeichnung der Inneren Medizin oder die Facharztbezeichnung Allgemeinmedizin besitzen, behalten diese bei. Der § 20 Abs. 8 findet keine Anwendung.
	Kammerangehörige, die bei Inkrafttreten dieser WBO eine Weiterbildung im Gebiet Innere Medizin sowie deren Schwerpunkten oder in Allgemeinmedizin begonnen haben, können diese nach den Bestimmungen der bisherigen WBO innerhalb einer Frist von 7 Jahren abschließen.
	Kammerangehörige, die die Schwerpunktbezeichnung Endokrinologie besitzen, sind berechtigt, stattdessen die Schwerpunktbezeichnung Endokrinologie und Diabetologie zu führen.
Ärztekammer Mecklenburg-Vorpommern	
WBO vom 20.06.2005 (Stand: 15.06.2011)	Kammerangehörige, die vor dem 31.12.2008 die Facharztweiterbildung zum Facharzt für Innere und Allgemeinmedizin be¬gonnen haben, können diese bis zum 31.12.2016 nach den Bestimmungen der bis 31.12.2008 gültigen WBO abschließen und die Zulassung zur Prüfung beantragen.
	Kammerangehörige, die eine Facharztanerkennung im Gebiet Innere Medizin, eine Schwerpunktbezeichnung der Inneren Medizin oder die Facharztbezeichnung Allgemeinmedizin besitzen, können diese beibehalten. Der § 20 Abs. 8 findet keine Anwendung.
	Kammerangehörige, die bei Inkrafttreten dieser WBO eine Weiterbildung im Gebiet Innere Medizin oder im Ge¬biet Allgemeinmedizin begonnen haben, können diese gemäß § 20 Abs. 4 bis zum 31.12.2012 nach den Bestimmungen der bisherigen WBO abschließen.
	Kammerangehörige, die die Schwerpunktbezeichnung Endokrinologie besitzen, sind berechtigt, stattdessen die Schwerpunktbezeichnung Endokrinologie und Diabetologie zu führen.
Ärztekammer Niedersachsen	
WBO vom 27.11.2004, in Kraft getreten am 01.05.2005 (Stand: 01.02.2011)	Kammermitglieder, welche eine der Schwerpunktbezeichnungen aus 13.1 bis 13.9 besitzen oder nach Abschnitt A § 20 Abs. 4 erwerben oder die Facharztbezeichnung Innere Medizin und Schwerpunkt 13.1 bis 13.9 besitzen, sind berechtigt, statt dessen die Facharztbezeichnung nach dieser WBO zu führen.

Tabelle 9: Fortsetzung

Ärztekammer	Übergangsbestimmungen für die Gebiete Innere Medizin und Allgemeinmedizin
Ärztekammer Nordrhein	
WBO in Kraft getreten am 01.10.2005 (Stand: 01.01.2012	Kammerangehörige, die bei Inkrafttreten dieser WBO eine Weiterbildung im Gebiet Innere Medizin sowie deren Schwerpunkten begonnen haben, können diese nach den Bestimmungen der bisherigen WBO innerhalb einer Frist von 7 Jahren abschließen.
	Kammerangehörige, die eine Schwerpunktbezeichnung im Gebiet Innere Medizin besitzen, sind berechtigt, stattdessen die entsprechende Facharztbezeichnung nach dieser WBO zu führen.
	Soweit keine anderweitigen Fristen genannt sind, findet § 20 Abs. 4 bis 7 Anwendung.
	Kammerangehörige, die auf der Basis der bisherigen WBO die Facharztkompetenz Innere und Allgemeinmedizin erworben haben, dürfen aufgrund der EU-Vorgaben nur die Facharztbezeichnung „Facharzt für Allgemeinmedizin" führen.
Landesärztekammer Rheinland-Pfalz	
WBO vom 05.05.2004 (Stand: 02.02.2012)	Kammerangehörige, die eine Facharztanerkennung im Gebiet Innere Medizin, eine Schwerpunktbezeichnung der Inneren Medizin oder die Facharztbezeichnung Allgemeinmedizin besitzen, können diese beibehalten.
	Der § 20 Abs. 8 findet keine Anwendung.
	Kammerangehörige, die bei Inkrafttreten dieser Weiterbildungsordnung eine Weiterbildung im Gebiet Innere Medizin oder Allgemeinmedizin begonnen haben, können diese gemäß § 20 Abs. 4 nach den Bestimmungen der bisherigen WBO abschließen.
	Kammerangehörige, die bei Inkrafttreten dieser WBO nach ihrer Facharztanerkennung ihre Weiterbildung in einem Schwerpunkt der Inneren Medizin begonnen haben, können diese gemäß § 20 Abs. 5 abschließen.
	Kammerangehörige, die die Schwerpunktbezeichnung Endokrinologie besitzen, sind berechtigt, stattdessen die Schwerpunktbezeichnung Endokrinologie und Diabetologie zu führen.
	Kammerangehörige, die am 01.01.2011 Facharzt für Allgemeinmedizin sind, können die Anerkennung als Facharzt für Innere und Allgemeinmedizin beantragen, wenn sie mindestens 24 Monate Weiterbildung im Gebiet Innere Medizin nachweisen. Anträge können noch bis zum 30.06.2011 gestellt werden.
	Kammerangehörige, die am 01.01.2011 Facharzt für Allgemeinmedizin sind, die mindestens 18 Monate Weiterbildung im Gebiet Innere Medizin nachweisen, können die Anerkennung als Facharzt für Innere und Allgemeinmedizin beantragen, wenn sie mindestens 5 Jahre hauptberufliche hausärztliche Tätigkeit in eigener Praxis nachweisen. Anträge können noch bis zum 30.06.2011 gestellt werden.
	Kammerangehörige, die am 01.01.2011 Facharzt für Innere Medizin sind, können die Anerkennung als Facharzt für Innere und Allgemeinmedizin beantragen, wenn sie mindestens 5 Jahre hauptberufliche hausärztliche Tätigkeit in eigener Praxis nachweisen. Anträge können noch bis zum 30.06.2011 gestellt werden.
	Auf das Anerkennungsverfahren finden die §§ 12-16 der Weiterbildungsordnung Anwendung.
	Die vorstehende Übergangsbestimmung findet keine Anwendung auf Fachärzte / Fachärztinnen für Allgemeinmedizin, die ihre Facharztbezeichnung nach § 36 a Heilberufsgesetz des Landes Rheinland-Pfalz in der Fassung vom 14.06.2004 (GVBl. S. 332-333) erhalten haben. Diese Regelung tritt rückwirkend zum 03.01.06 in Kraft.
	Für Kammerangehörige, die sich bei Inkrafttreten der Änderung dieser WBO (hier: Streichung des Facharztes für Innere und Allgemeinmedizin, Gebiet Nr. 12.1) in dem bis zum 01.01.2011 gültigen Gebiet Nr. 12.1 befinden, gelten die Bestimmungen des § 20 Abs. 4.
	Kammerangehörige, die eine Anerkennung im Gebiet Facharzt für Innere und Allgemeinmedizin erworben haben bzw. erwerben, sind ab dem 01.07.2011 berechtigt, den Titel „Facharzt für Innere und Allgemeinmedizin" in Rheinland-Pfalz zu führen. Die entsprechende Urkunde ist von der zuständigen Bezirksärztekammer auf Antrag kostenlos nach einem landeseinheitlichen Muster auszustellen. Bei einem Wechsel ins EU-Ausland darf die Bezeichnung „Facharzt für Innere und Allgemeinmedizin" nur in der Form „Facharzt für Allgemeinmedizin" geführt werden, da die Bezeichnung „Facharzt für Innere und Allgemeinmedi¬zin" nicht der Richtlinie 2005/36/EU vom 07.09.05 (ABl. EU Nr. L 255 vom 30.09.05, S. entspricht.
Ärztekammer des Saarlandes	
WBO vom 15.12.2004 (Stand: 02.09.2008)	Die Facharztbezeichnung „Innere und Allgemeinmedizin" darf nur in der Form „Facharzt für Allgemeinmedizin" oder „Allgemeinarzt" geführt werden. Die Facharztbezeichnung „Facharzt für Innere und Allgemeinmedizin" oder die zugehörige Kurzbezeichnung darf ab dem Tag nach der Veröffentlichung der Mitteilung der Bundesrepublik Deutschland gemäß Artikel 41 der Richtlinie 93/16/EWG vom 5.04.1993 (Amtsblatt EG Nr. L 165 S. 1), geändert durch Richtlinie 2001/19/EG des Europäischen Parlaments und des Rates vom 14.05.2001 (Amtsblatt EG Nr. L 206 S. 1) über den Ersatz der bisherigen Facharztbezeichnung „Facharzt für Allgemeinmedizin" geführt werden. Kammerangehörige, die die Anerkennung zum Führen der Facharztbezeichnung „Facharzt für Allgemeinmedizin" aufgrund der Bestimmungen der WBO in der Fassung vom 15.12.2004 erworben haben, erhalten die Facharztbezeichnung „Facharzt für Innere und Allgemeinmedizin". Kammerangehörige, die eine Facharztanerkennung im Gebiet „Innere Medizin", eine Schwerpunktbezeichnung der Inneren Medizin oder die Facharztbezeichnung „Allgemeinmedizin" besitzen, behalten diese bei. § 20 Abs. 8 findet keine Anwendung.

Tabelle 9: Fortsetzung

Ärztekammer	Übergangsbestimmungen für die Gebiete Innere Medizin und Allgemeinmedizin
Ärztekammer des Saarlandes	
WBO vom 15.12.2004 (Stand: 02.09.2008)	Die Facharztbezeichnung „Innere und Allgemeinmedizin" darf nur in der Form „Facharzt für Allgemeinmedizin" oder „Allgemeinarzt" geführt werden. Die Facharztbezeichnung „Facharzt für Innere und Allgemeinmedizin" oder die zugehörige Kurzbezeichnung darf ab dem Tag nach der Veröffentlichung der Mitteilung der Bundesrepublik Deutschland gemäß Artikel 41 der Richtlinie 93/16/EWG vom 5.04.1993 (Amtsblatt EG Nr. L 165 S. 1), geändert durch Richtlinie 2001/19/EG des Europäischen Parlaments und des Rates vom 14.05.2001 (Amtsblatt EG Nr. L 206 S. 1) über den Ersatz der bisherigen Facharztbezeichnung „Facharzt für Allgemeinmedizin" geführt werden. Kammerangehörige, die die Anerkennung zum Führen der Facharztbezeichnung „Facharzt für Allgemeinmedizin" aufgrund der Bestimmungen der WBO in der Fassung vom 15.12.2004 erworben haben, erhalten die Facharztbezeichnung „Facharzt für Innere und Allgemeinmedizin". Kammerangehörige, die eine Facharztanerkennung im Gebiet „Innere Medizin", eine Schwerpunktbezeichnung der Inneren Medizin oder die Facharztbezeichnung „Allgemeinmedizin" besitzen, behalten diese bei. § 20 Abs. 8 findet keine Anwendung.
	Kammerangehörige, die bei Inkrafttreten dieser WBO eine Weiterbildung im Gebiet Innere Medizin sowie deren Schwerpunkten oder in der Allgemeinmedizin begonnen haben, können diese nach den Bestimmungen der bisherigen WBO innerhalb einer Frist von 7 Jahren abschließen.
	Kammerangehörige, die Facharzt für Allgemeinmedizin sind, können die Anerkennung der neuen Bezeichnung beantragen, wenn sie mindestens 24 Monate Weiterbildung im Gebiet Innere Medizin nachweisen. Fachärzte für Allgemeinmedizin, die mindestens 18 Monate Weiterbildung im Gebiet Innere Medizin nachweisen, können die Anerkennung der neuen Bezeichnung beantragen, wenn sie mindestens 5 Jahre hauptberufliche hausärztliche Tätigkeit in eigener Praxis nachweisen.
	Kammerangehörige, die Facharzt für Innere Medizin sind, können die Anerkennung der neuen Bezeichnung beantragen, wenn sie mindestens 5 Jahre hauptberufliche hausärztliche Tätigkeit in eigener Praxis nachweisen.
	Für die Anträge nach den beiden letzten Absätzen auf Zulassung zur Prüfung gilt eine Frist von 7 Jahren nach Inkrafttreten dieser WBO. Auf das Anerkennungsverfahren finden die Bestimmungen der §§ 12 – 16 dieser WBO Anwendung.
Sächsische Landesärztekammer	
WBO vom 26.11.2005, in Kraft getreten am 01.01.2006 (Stand: 23.11.2011)	Kammermitglieder, die bei Inkrafttreten dieser WBO eine Weiterbildung im Gebiet Innere Medizin oder im Gebiet Allgemeinmedizin begonnen haben, können diese gemäß § 20 Abs. 4 innerhalb einer Frist von 7 Jahren nach den Bestimmungen der bisherigen WBO abschließen.
	Kammermitglieder, die bei Inkrafttreten dieser WBO nach Facharztanerkennung ihre Weiterbildung in einem Schwerpunkt der Inneren Medizin begonnen haben, können diese gemäß § 20 Abs. 5 in einer Frist von 3 Jahren abschließen.
	Kammermitglieder, die Facharzt für Allgemeinmedizin oder Facharzt für Innere Medizin sind, können die Anerkennung der neuen Bezeichnung beantragen, wenn sie mindestens 5 Jahre hauptberufliche hausärztliche Tätigkeit in eigener Praxis nachweisen. Auf das Anerkennungsverfahren finden die §§ 12 bis 16 dieser WBO Anwendung.
	Für Anträge auf Zulassung zur Prüfung gilt eine Frist von 7 Jahren nach Inkrafttreten dieser WBO. Prüfungsinhalt ist dabei für Fachärzte für Allgemeinmedizin die Innere Medizin und für Fachärzte für Innere Medizin die Allgemeinmedizin.
	Kammerangehörige, die eine Schwerpunktbezeichnung im Gebiet Innere Medizin besitzen, sind berechtigt, stattdessen die entsprechende Facharztbezeichnung nach dieser WBO zu führen.
Ärztekammer Sachsen-Anhalt	
WBO vom 16.04.2005 (Stand: 13.05.2011)	Kammerangehörige, die den Titel Praktischer Arzt führen und in eigener Praxis tätig sind, können die Anerkennung der Bezeichnung Allgemeinmedizin beantragen (Anerkennungsverfahren gemäß §§ 12 bis 16), wenn sie mindestens 8 Jahre hauptberufliche hausärztliche Tätigkeit in eigener Praxis nachweisen. Für Anträge auf Zulassung zur Prüfung gilt eine Frist bis zum 31.12.2012.
	Kammerangehörige, die bei Inkrafttreten dieser WBO eine Weiterbildung im Gebiet Innere Medizin oder im Gebiet Allgemeinmedizin begonnen haben, können diese gemäß § 20 Abs. 4 innerhalb einer Frist von 7 Jahren nach den Bestimmungen der bisherigen WBO abschließen.
	Kammerangehörige, die eine Schwerpunktbezeichnung im Gebiet Innere Medizin bzw. die Facharztbezeichnung Innere Medizin und Schwerpunkt Angiologie, Endokrinologie und Diabetologie, Gastroenterologie, Geriatrie, Hämatologie und Onkologie, Kardiologie, Nephrologie, Pneumologie und/oder Rheumatologie besitzen, sind berechtigt, stattdessen die entsprechende Facharztbezeichnung nach dieser WBO zu führen.

Tabelle 9: Fortsetzung

Ärztekammer	Übergangsbestimmungen für die Gebiete Innere Medizin und Allgemeinmedizin
Ärztekammer Schleswig-Holstein	
WBO vom 15.06.2005 (Stand: 25.05.2011)	Kammerangehörige, die vor dem 04.03.2008 im Gebiet Allgemeinmedizin ihre Weiterbildung begonnen haben, können diese bis 31.12.2015 nach den Bestimmungen der WBO vom 16.10.1996 abschließen.
	Kammerangehörige, die vor dem 04.03.2008 im Gebiet Innere Medizin sowie deren Schwerpunkten ihre Weiterbildung begonnen haben, können diese bis 31.12.2015 nach den Bestimmungen der WBO vom 16. 10.1996 abschließen.
	Kammerangehörige, die eine Schwerpunktbezeichnung im Gebiet Innere Medizin besitzen, sind berechtigt, stattdessen die entsprechende Facharztbezeichnung nach dieser WBO zu führen.
Landesärztekammer Thüringen	
WBO vom 29.03.2005 (Stand: 14.07.2011)	(wurden entfernt)
Ärztekammer Westfalen-Lippe	
WBO vom 09.04.2005 (Stand: 01.01.2012)	Kammerangehörige, die eine Facharztanerkennung im Gebiet Innere Medizin, eine Schwerpunktbezeichnung der Inneren Medizin besitzen, behalten diese bei.
	Kammerangehörige, die vor Inkrafttreten der WBO vom 23.09.2005 eine Weiterbildung im Gebiet Innere Medizin sowie deren Schwerpunkten begonnen haben, können diese nach den Bestimmungen der alten WBO innerhalb einer Frist von 7 Jahren abschließen.
	Kammerangehörige, die eine Schwerpunktbezeichnung im Gebiet Innere Medizin besitzen, sind berechtigt, stattdessen die entsprechende Facharztbezeichnung nach dieser WBO zu führen.
	Kammerangehörige, die auf der Basis der bisherigen WBO die Facharztkompetenz Innere und Allgemeinmedizin erworben haben, dürfen aufgrund der EU-Vorgaben nur die Facharztbezeichnung „Facharzt für Allgemeinmedizin" führen.

Infobox 13

Allgemeine Übergangsbestimmungen § 20 (8) MWBO[1]

Kammerangehörige, die bei Einführung einer neuen Bezeichnung in diese WBO in dem jeweiligen Gebiet, Schwerpunkt oder der jeweiligen Zusatz-Weiterbildung innerhalb der letzten 8 Jahre vor der Einführung mindestens die gleiche Zeit regelmäßig an Weiterbildungsstätten oder vergleichbaren Einrichtungen tätig waren, welche der jeweiligen Mindestdauer der WB entspricht, können die Zulassung zur Prüfung beantragen. Der Antragsteller hat den Nachweis einer regelmäßigen Tätigkeit für die in Satz 1 angegebene Mindestdauer in dem jeweiligen Gebiet, Schwerpunkt oder Zusatz-Weiterbildung zu erbringen. Aus dem Nachweis muss hervorgehen, dass der Antragsteller in dieser Zeit überwiegend im betreffenden Gebiet, Schwerpunkt oder der entsprechenden Zusatz-Weiterbildung tätig gewesen ist und dabei umfassende Kenntnisse, Erfahrungen und Fertigkeiten erworben hat.

Anträge sind innerhalb einer Frist von drei Jahren zu stellen. Dabei können auch Tätigkeitsabschnitte innerhalb dieser Frist berücksichtigt werden.

1 Vgl. MWBO 2003 (Stand: 25.06.2010), S. 17, § 20 (8).

D. (Muster-)Logbuch Innere Medizin

(Muster-)Logbuch

Dokumentation der Weiterbildung gemäß MWBO über die Facharztweiterbildung Innere Medizin

Angaben zur Person

Name/Vorname (Rufname bitte unterstreichen)

Geb.-Datum

Geburtsort/ggf. -land

Akademische Grade: Dr. med. ☐

sonstige

ausländische Grade ☐

welche

Ärztliche Prüfung

Datum

[Zahnärztliches Staatsexamen] [nur bei MKG-Chirurgie]

Datum

Approbation als Arztbzw. Berufserlaubnis

Datum

Die Seiten des Logbuches sollen ausgefüllt und handschriftlich unterschrieben bei der zuständigen Ärztekammer bei Antragstellung zur Zulassung zur Prüfung eingereicht werden.

Aufstellung der ärztlichen Tätigkeiten seit der Approbation / § 10 BÄO in zeitlicher Reihenfolge:

Nr.	von bis	Weiterbildungsstätte Hochschulen, Krankenhausabt., Instituten etc. (Ort, Name)	Weiterbilder	Gebiet/Schwerpunkt/ Zusatz-Weiterbildung	Zeit in Monaten
1	von bis				
2	von bis				
3	von bis				
4	von bis				
5	von bis				
6	von bis				

[Ggf. mit Beiblatt ergänzen. Unterbrechungen und Teilzeitgenehmigungen vermerken.]

Facharztweiterbildung Innere Medizin	
Allgemeine Inhalte der Weiterbildung gemäß MWBO	
unter Berücksichtigung gebietsspezifischer Ausprägungen beinhaltet die Weiterbildung auch den Erwerb von Kenntnissen, Erfahrungen und Fertigkeiten in	erworben während der Gesamtdauer der Weiterbildung: Datum, Unterschrift und Bemerkungen * des/der Weiterbildungsbe-fugten
ethischen, wissenschaftlichen und rechtlichen Grundlagen ärztlichen Han-delns	
der ärztlichen Begutachtung	
den Maßnahmen der Qualitätssicherung und des Qualitätsmanagements ein-schließlich des Fehler- und Risikomanagements	
der ärztlichen Gesprächsführung einschließlich der Beratung von Angehörigen	
psychosomatischen Grundlagen	
der interdisziplinären Zusammenarbeit	
der Ätiologie, Pathophysiologie und Pathogenese von Krankheiten	
der Aufklärung und der Befunddokumentation	
labortechnisch gestützten Nachweisverfahren mit visueller oder apparativer Auswertung	
medizinischen Notfallsituationen	
den Grundlagen der Pharmakotherapie einschließ-lich der Wechselwirkungen der Arzneimittel und des Arzneimittelmissbrauchs	
der allgemeinen Schmerztherapie	
der interdisziplinären Indikationsstellung zur weiter-führenden Diagnostik einschließlich der Differen-tialindikation und Interpretation radiologischer Be-funde im Zusammenhang mit gebietsbezogenen Fragestellungen	
der Betreuung von Schwerstkranken und Sterbenden	
den psychosozialen, umweltbedingten und inter-kulturellen Einflüssen auf die Gesundheit	
gesundheitsökonomischen Auswirkungen ärztlichen Handelns	
den Strukturen des Gesundheitswesens	
Weiterbildungsinhalt der Basisweiterbildung: Erwerb von Kenntnissen, Erfahrungen und Fertigkeiten in	erworben während der Gesamtdauer der Weiterbildung: Datum, Unterschrift und Bemerkungen * des/der Weiterbildungsbe-fugten
der Gesundheitsberatung, der Früherkennung von Gesundheitsstörungen ein-schließlich Gewalt- und Suchtprävention, der Prävention, der Einleitung und Durchführung rehabilitativer Maßnahmen sowie der Nachsorge	
der Erkennung und Behandlung von nichtinfektiösen, infektiösen, toxischen und neoplastischen sowie von allergischen, immunologischen, metabolischen, ernährungsabhängigen und degenerativen Erkrankungen auch unter Berück-sichtigung der Besonderheiten dieser Erkrankungen im höheren Lebensalter	
den Grundlagen der gebietsbezogenen Tumortherapie	
der Betreuung palliativmedizinisch zu versorgender Patienten	
der Indikationsstellung, sachgerechten Probengewinnung und -behandlung für Laboruntersuchungen und Einordnung der Ergebnisse in das jeweilige Krankheitsbild	
geriatrischen Syndromen und Krankheitsfolgen im Alter einschließlich der Pharmakotherapie im Alter	
psychogenen Symptomen, somatopsychischen Reaktionen und psycho-sozialen Zusammenhängen einschließlich der Krisenintervention sowie der Grundzüge der Beratung und Führung Suchtkranker	
Vorsorge- und Früherkennungsmaßnahmen	
ernährungsbedingten Gesundheitsstörungen einschließlich diätetischer Be-handlung sowie Beratung und Schulung	
**ggf. weitere Bemerkungen des/der Weiterbildungsbefugten:*	

Fortsetzung Facharztweiterbildung Innere Medizin	
Weiterbildungsinhalt der Basisweiterbildung: Erwerb von Kenntnissen, Erfahrungen und Fertigkeiten in	erworben während der Gesamtdauer der Weiterbildung: Datum, Unterschrift und Bemerkungen * des/der Weiterbildungsbefugten
Durchführung und Dokumentation von Diabetikerbehandlungen	
den Grundlagen hereditärer Krankheitsbilder einschließlich der Indikationsstellung für eine humangenetische Beratung	
der Indikationsstellung und Überwachung physikalischer Therapiemaßnahmen	
der gebietsbezogenen Arzneimitteltherapie	
der Erkennung und Behandlung akuter Notfälle einschließlich lebensrettender Maßnahmen zur Aufrechterhaltung der Vitalfunktionen und Wiederbelebung	
der Bewertung der Leistungsfähigkeit und Belastbarkeit, der Arbeitsfähigkeit, der Berufs- und Erwerbsfähigkeit sowie der Pflegebedürftigkeit	
der intensivmedizinischen Basisvorsorgung	
ggf. weitere Bemerkungen des/der Weiterbildungsbefugten:	

Fortsetzung Facharztweiterbildung Innere Medizin	
Weiterbildungsinhalt der Spezialisierung: Erwerb von Kenntnissen, Erfahrungen und Fertigkeiten in	erworben während der Gesamtdauer der Weiterbildung: Datum, Unterschrift und Bemerkungen * des/der Weiterbildungsbefugten
der Vorbeugung, Erkennung, Beratung und Behandlung bei auftretenden Gesundheitsstörungen und Erkrankungen der inneren Organe	
der Erkennung und konservativen Behandlung der Gefäßkrankheiten einschließlich Arterien, Kapillaren, Venen und Lymphgefäße und deren Rehabilitation	
der Vorbeugung, Erkennung und Behandlung von Stoffwechselleiden einschließlich des metabolischen Syndroms und anderer Diabetes-assoziierter Erkrankungen	
der Erkennung und Behandlung der Krankheiten der Verdauungsorgane einschließlich deren Infektion, z. B. Virushepatitis, bakterielle Infektionen des Intestinaltraktes	
der Erkennung und Behandlung maligner und nicht maligner Erkrankungen des Blutes, der blutbildenden Organe und des lymphatischen Systems	
der Erkennung und Behandlung von soliden Tumoren	
der Erkennung sowie konservativen Behandlung von angeborenen und erworbenen Erkrankungen des Herzens, des Kreislaufs, der herznahen Gefäße, des Perikards	
der Erkennung und konservativen Behandlung der akuten und chronischen Nieren- und renalen Hochdruckerkrankungen sowie deren Folgeerkrankungen	
der Erkennung und Behandlung der Erkrankungen der Lunge, der Atemwege, des Mediastinums, der Pleura einschließlich schlafbezogener Atemstörungen sowie der extrapulmonalen Manifestation pulmonaler Erkrankungen	
der Erkennung und konservativen Behandlung der rheumatischen Erkrankungen einschließlich der entzündlich-rheumatischen Systemerkrankungen wie Kollagenosen, der Vaskulitiden, der entzündlichen Muskelerkrankungen und Osteopathien	
der interdisziplinären Zusammenarbeit insbesondere bei multimorbiden Patienten mit inneren Erkrankungen	
der interdisziplinären Indikationsstellung zu chirurgischen, strahlentherapeutischen und nuklearmedizinischen Maßnahmen	
den gebietsbezogenen Infektionskrankheiten einschließlich der Tuberkulose	
der gebietsbezogenen Ernährungsberatung und Diätetik einschließlich enteraler und parenteraler Ernährung	
der Symptomatologie und funktionellen Bedeutung von Altersveränderungen sowie Erkrankungen und Behinderungen des höheren Lebensalters und deren Therapie	
den geriatrisch diagnostischen Verfahren zur Erfassung organbezogener und übergreifender motorischer, emotioneller und kognitiver Funktionseinschränkungen	
der Behandlung schwerstkranker und sterbender Patienten einschließlich palliativmedizinischer Maßnahmen	
der intensivmedizinischen Basisversorgung	
**ggf. weitere Bemerkungen des/der Weiterbildungsbefugten:*	

Fortsetzung Facharztweiterbildung Innere Medizin		
Untersuchungs- und Behandlungsverfahren der Basisweiterbildung	Richtzahl	Jährliche Dokumentation gemäß § 8 MWBO: Kenntnisse, Erfahrungen und Fertigkeiten erworben/ erreichte Richtzahl je Weiterbildungsjahr Datum, Unterschrift und Bemerkungen * des/der Weiterbildungsbefugten
Elektrokardiogramm	500	
Ergometrie	100	
Langzeit-EKG	100	
Langzeitblutdruckmessung	50	
spirometrische Untersuchungen der Lungenfunktion	100	
Ultraschalluntersuchungen des Abdomens und Retroperitoneums einschließlich Urogenitalorgane	500	
Ultraschalluntersuchungen der Schilddrüse	150	
Doppler-Sonographien der Extremitäten versorgenden und der extrakraniellen hirnversorgenden Gefäße	300	
Punktions- und Katheterisierungstechniken einschließlich der Gewinnung von Untersuchungsmaterial	BK	
Infusions-, Transfusions- und Blutersatztherapie, enterale und parenterale Ernährung	50	
Proktoskopie	BK	
Echokardiographien sowie Doppler-/Duplex-Untersuchungen des Herzens und der herznahen Gefäße	150	
Mitwirkung bei Bronchoskopien einschließlich broncho-alveolärer Lavage	25	
Ösophago-Gastro-Duodenoskopien einschließlich interventioneller Notfall-Maßnahmen und perkutaner endoskopischer Gastrostomie (PEG)	100	
untere Intestinoskopien einschließlich endoskopischer Blutstillung, davon	100	
– Proktoskopien	20	
Therapie vital bedrohlicher Zustände, Aufrechterhaltung und Wiederherstellung bedrohter Vitalfunktionen mit den Methoden der Notfall- und Intensivmedizin einschließlich Intubation, Beatmungsbehandlung sowie Entwöhnung von der Beatmung einschließlich nichtinvasiver Beatmungstechniken, hämodynamisches Monitoring, Schockbehandlung, Schaffung zentraler Zugänge, Defibrillation, Schrittmacherbehandlung	50	
Selbstständige Durchführung von Punktionen, z. B. an Blase, Pleura, Bauchhöhle, Liquorraum, Leber, Knochenmark einschließlich Knochenstanzen	100	
**ggf. weitere Bemerkungen des/der Weiterbildungsbefugten:*		

Dokumentation der jährlichen Gespräche gemäß § 8 MWBO

Zeitraum des Weiterbildungsabschnittes (Datum von bis): ______________________________

Gesprächsinhalt (bisheriger Verlauf der Weiterbildung, künftige Ziele):

Datum des Gesprächs:	Unterschrift des/der Weiterbildungsbefugten:	Unterschrift des/der Weiterzubildenden
______________	______________________	______________________

Zeitraum des Weiterbildungsabschnittes (Datum von bis): ______________________________

Gesprächsinhalt (bisheriger Verlauf der Weiterbildung, künftige Ziele):

Datum des Gesprächs:	Unterschrift des/der Weiterbildungsbefugten:	Unterschrift des/der Weiterzubildenden
______________	______________________	______________________

Zeitraum des Weiterbildungsabschnittes (Datum von bis): ______________________________

Gesprächsinhalt (bisheriger Verlauf der Weiterbildung, künftige Ziele):

Datum des Gesprächs:	Unterschrift des/der Weiterbildungsbefugten:	Unterschrift des/der Weiterzubildenden
______________	______________________	______________________

Zeitraum des Weiterbildungsabschnittes (Datum von bis) ______________________________

Gesprächsinhalt (bisheriger Verlauf der Weiterbildung, künftige Ziele):

Datum des Gesprächs:	Unterschrift des/der Weiterbildungsbefugten:	Unterschrift des/der Weiterzubildenden
______________	______________________	______________________

Zeitraum des Weiterbildungsabschnittes (Datum von bis): ______________________________

Gesprächsinhalt (bisheriger Verlauf der Weiterbildung, künftige Ziele):

Datum des Gesprächs:	Unterschrift des/der Weiterbildungsbefugten:	Unterschrift des/der Weiterzubildenden
______________	______________________	______________________

Zeitraum des Weiterbildungsabschnittes (Datum von bis): ______________________________

Gesprächsinhalt (bisheriger Verlauf der Weiterbildung, künftige Ziele):

Datum des Gesprächs:	Unterschrift des/der Weiterbildungsbefugten:	Unterschrift des/der Weiterzubildenden
______________	______________________	______________________

Auszug aus Abschnitt A – Paragraphenteil – der MWBO § 2 a Begriffsbestimmungen

Im Sinne dieser Weiterbildungsordnung werden folgende Begriffe definiert:

(1) Kompetenz stellt die Teilmenge der Inhalte eines Gebietes dar, die Gegenstand der Weiterbildung zum Erwerb von Kenntnissen, Erfahrungen und Fertigkeiten in einer Facharzt-, Schwerpunkt- oder Zusatz-Weiterbildung sind und durch Prüfung nachgewiesen werden.

(2) Die Basisweiterbildung umfasst definierte gemeinsame Inhalte von verschiedenen Facharztweiterbildungen innerhalb eines Gebietes, welche zu Beginn einer Facharztweiterbildung vermittelt werden sollen.

(3) Fallseminar ist eine Weiterbildungsmaßnahme mit konzeptionell vorgesehener Beteiligung jedes einzelnen Teilnehmers, wobei unter Anleitung eines Weiterbildungsbefugten anhand von vorgestellten Fallbeispielen und deren Erörterung Kenntnisse und Fähigkeiten sowie das dazugehörige Grundlagenwissen erweitert und gefestigt werden.

(4) Der stationäre Bereich umfasst Einrichtungen, in denen Patienten aufgenommen und/oder Tag und Nacht durchgängig ärztlich betreut werden; hierzu gehören insbesondere Krankenhausabteilungen, Rehabilitationskliniken und Belegabteilungen.

(5) Zum ambulanten Bereich gehören insbesondere ärztliche Praxen, Institutsambulanzen, Tageskliniken, poliklinische Ambulanzen und Medizinische Versorgungszentren.

(6) Unter Notfallaufnahme wird die Funktionseinheit eines Akutkrankenhauses verstanden, in welcher Patienten zur Erkennung bedrohlicher Krankheitszustände einer Erstuntersuchung bzw. Erstbehandlung unterzogen werden, um Notwendigkeit und Art der weiteren medizinischen Versorgung festzustellen.

(7) Als Gebiete der unmittelbaren Patientenversorgung gelten Allgemeinmedizin, Anästhesiologie, Augenheilkunde, Chirurgie, Frauenheilkunde und Geburtshilfe, Hals-Nasen-Ohrenheilkunde, Haut- und Geschlechtskrankheiten, Humangenetik, Innere Medizin, Kinder- und Jugendmedizin, Kinder- und Jugendpsychiatrie und -psychotherapie, Mund-Kiefer-Gesichtschirurgie, Neurochirurgie, Neurologie, Physikalische und Rehabilitative Medizin, Psychiatrie und Psychotherapie, Psychosomatische Medizin und Psychotherapie, Strahlentherapie, Urologie.

(8) Abzuleistende Weiterbildungszeiten sind Weiterbildungszeiten, die unter Anleitung eines Arztes zu absolvieren sind, der in der angestrebten Facharzt-, Schwerpunkt- oder Zusatz-Weiterbildung zur Weiterbildung befugt ist.

(9) Anrechnungsfähige Weiterbildungszeiten sind Weiterbildungszeiten, die unter Anleitung eines zur Weiterbildung befugten Arztes absolviert werden.

Hinweis: *Die Angabe „BK" (Basiskompetenz) in der Spalte „Richtzahl" bedeutet, dass der Erwerb von Kenntnissen, Fertigkeiten und Erfahrungen gefordert ist, ohne dass hierfür eine festgelegte Mindestzahl nachgewiesen werden muss.*

E. Glossar

Begriff	Definition	Quelle
Abzuleistende Weiterbildungszeiten	Abzuleistende Weiterbildungszeiten sind Weiterbildungszeiten, die unter Anleitung eines Arztes zu absolvieren sind, der in der angestrebten Facharzt-, Schwerpunkt- oder Zusatzweiterbildung zu Weiterbildung befugt ist.	§ 2a Ziff. 8 MWBO
Ambulanter Bereich	Zum ambulanten Bereich gehören insbesondere ärztliche Praxen, Institutsambulanzen, Tageskliniken, poliklinische Ambulanzen und Medizinische Versorgungszentren.	§ 2a Ziff. 5 MWBO
Amtliche Gebührenordnung für Ärzte (GOÄ)	Nach der GOÄ rechnen Ärzte ab, die Patienten behandeln, die bei einer privaten Krankenversicherung versichert sind. Sie wird durch die Bundesregierung mit Zustimmung des Bundesrates erlassen und bestimmt Mindest- und Höchstbeträge für die Gebühren ärztlicher Leistungen. Ärzte können auch dann danach abrechnen, wenn sie für gesetzlich versicherte Patienten Leistungen erbringen, die nicht zum Spektrum der gesetzlichen Krankenversicherung gehören.	www.kbv.de
Anrechnungsfähige Weiterbildungszeiten	Anrechnungsfähige Weiterbildungszeiten sind Weiterbildungszeiten, die unter Anleitung eines zur Weiterbildung befugten Arztes absolviert werden.	§ 2a Ziff. 9 MWBO
Approbation	Mit der Approbation erhält der Arzt die offizielle Erlaubnis zur Ausübung seines Heilberufes. Sie wird gemäß der jeweiligen Approbationsordnung nach dem erfolgreichen Abschluss eines Hochschulstudiums und festgelegter praktischer Ausbildung von der zuständigen Behörde ausgesprochen.	www.kbv.de
Arbeitsgemeinschaft der Wissenschaftlichen Medizinischen Fachgesellschaften e.V. (AWMF)	Die AWMF berät über grundsätzliche und fachübergreifende Angelegenheiten und Aufgaben, erarbeitet Empfehlungen und Resolutionen und vertritt diese gegenüber den damit befaßten Institutionen, insbesondere auch im politischen Raum.	www.awmf.org
Ärztekammer	Jeder Arzt, der seinen Beruf ausübt, ist Pflichtmitglied der Ärztekammer, in deren Gebiet er praktiziert. Wer als Arzt seinen Beruf nicht ausübt, muss ebenfalls vielerorts Mitglied sein und zwar in der Ärztekammer der Region, in der er wohnt. Die Medizinerorganisationen regeln die Rechte und Pflichten der Ärzte mit Hilfe von Berufs- und Weiterbildungsordnungen. Außerdem fördern sie die ärztliche Fortbildung, beaufsichtigen die Einhaltung der Berufspflichten und regeln die Ausbildung der Arzthelferinnen.	www.kbv.de
Ärztliches Zentrum für Qualität in der Medizin (ÄZQ)	Das Ärztliche Zentrum für Qualität in der Medizin (ÄZQ) ist das gemeinsame Kompetenzzentrum von Bundesärztekammer (BÄK) und Kassenärztlicher Bundesvereinigung (KBV) für medizinische Leitlinien, Patienteninformationen, Patientensicherheit, Evidenzbasierte Medizin und medizinisches Wissensmanagement. Zweck des ÄZQ ist die Unterstützung von Bundesärztekammer und Kassenärztlicher Bundesvereinigung bei ihren Aufgaben im Bereich der Qualitätssicherung der ärztlichen Berufsausübung.	www.aezq.de
Ausbildung	Vermittlung von Fertigkeiten, Kenntnissen und Fähigkeiten werden bezogen auf Arbeits- und Geschäftsprozesse so vermittelt, das die Auszubildenden zur Ausübung einer qualifizierten beruflichen Tätigkeit im Sinne des § 1 Abs. 3 des Berufsbildungsgesetzes befähigt werden, die insbesondere selbstständiges Planen, durchführen und Kontrollieren sowie das Handeln im betrieblichen Gesamtzusammenhang einschließt.	www.baek.de
Basisweiterbildung	Von der Basisweiterbildung werden gemeinsame Inhalte von verschiedenen Facharztweiterbildungen innerhalb eines Gebietes, welche zu Beginn einer Facharztweiterbildung vermittelt werden sollen, umfasst.	§ 2a Ziff. 2 MWBO
Belegarzt	Belegärzte sind niedergelassene Ärzte, die einige Betten in einem Krankenhaus mit ihren Patienten belegen können. Sie sind keine Angestellten des Krankenhauses und dürfen die stationäre Tätigkeit nicht zum Schwerpunkt ihrer Tätigkeit machen.	www.kbv.de
Bundesausschuss, gemeinsamer (G-BA)	Auf welche Leistungen gesetzlich Versicherte Anspruch haben, regelt seit dem 01.01.2004 der gemeinsame Bundesausschuss. „Gemeinsam" heißt er deswegen, weil er eine Einrichtung von mehreren Organisationen ist. Seine Träger sind der Spitzenverband gesetzlichen Krankenversicherung und auf der Leistungserbringerseite die Deutsche Krankenhausgesellschaft, die Kassenärztliche Bundesvereinigung sowie die Kassenzahnärztliche Bundesvereinigung.	www.kbv.de
Chefarzt	Chefarzt ist derjenige, der die ärztliche Gesamtverantwortung für die Fachabteilung eines Krankenhauses trägt und die Funktion des unmittelbar Dienstvorgesetzten des dort tätigen ärztlichen und nichtärztlichen Personals mit entsprechenden Weisungsrechten übernimmt.	Rothfuß in: Terbille, Münchener Anwaltshandbuch Medizinrecht. 1. Aufl., 2009, Rn. 230
Deutsche Krankenhausgesellschaft (DKG)	Die Deutsche Krankenhausgesellschaft sorgt zusammen mit anderen Institutionen für die Erhaltung und Verbesserung der Leistungsfähigkeit der Krankenhäuser. Sie bearbeitet Grundsatzfragen, unterstützt staatliche Körperschaften und Behörden bei der Vorbereitung von Gesetzen, vertritt das deutsche Krankenhauswesen auf internationaler Verbandsebene und informiert die Öffentlichkeit.	www.kbv.de
Deutscher Ärztetag (DÄT)	Der Deutsche Ärztetag ist die Hauptversammlung der Bundesärztekammer, das »Parlament der Ärzteschaft«, und findet einmal jährlich an wechselnden Orten statt. Die 17 deutschen Ärztekammern entsenden insgesamt 250 Delegierte zum Deutschen Ärztetag.	www.bundesaerztekammer.de

Begriff	Definition	Quelle
DRG's	In Deutschland wird das DRG-System als Abrechnungssystem zwischen fast 2.000 Krankenhäusern und über 200 Krankenkassen eingesetzt. Da das DRG-System fast völlig die finanzielle Ausstattung des Krankenhauses und die stationären Ausgaben der Krankenkassen determiniert, ergeben sich besonders hohe Anforderungen an die Weiterentwicklung des Systems.	www.gkv-spitzenverband.de
Einheitlicher Bewertungsmaßstab (EBM)	Der Einheitliche Bewertungsmaßstab, in Fachkreisen meist EBM abgekürzt, bezeichnet ein Verzeichnis, nach dem ambulante Leistungen in der gesetzlichen Krankenversicherung abgerechnet werden. Der Spitzenverband der gesetzlichen Krankenversicherung und die Kassenärztliche Bundesvereinigung definieren diese Leistungen und legen eine Abrechnungsziffer fest.	www.kbv.de
Einzelvertrag	Ein Einzel- oder Selektivvertrag ist, im Gegensatz zum Kollektivvertrag, ein Vertrag einer Partei mit einem einzelnen Vertragspartner, also nicht mit mehreren. Im Gesundheitswesen bezeichnet man damit beispielweise den Vertrag einer Krankenkasse mit einem einzelnen Arzt.	www.kbv.de
Evidenz-basierte Medizin	In der evidenz-basierten Medizin wird jedwedes medizinische Forschungswissen von der Grundlagenforschung bis zur klinischen Studie zur Lösung eines Problems herangezogen und kritisch ausgewertet. In der praktischen Anwendung wird dieses Wissen mit der ärztlich-klinischen Erfahrung des Arztes kombiniert. Ziel ist es, die Lebensqualität und -dauer von Patienten zu maximieren.	www.kbv.de
Facharzt	Fachärzte dürfen sich in Deutschland nur jene Ärzte nennen, die eine mehrjährige Weiterbildung absolviert und mit einer Facharztprüfung erfolgreich abgeschlossen haben. Zeitdauer, Weiterbildungsinhalt und Anrechnung von Vorzeiten ergeben sich aus der durch die LÄK festgelegte WBO.	www.kvsh.de
Fallpauschalen	Die Fallpauschalen stellen sicher, dass alle Krankenhäuser pro Behandlungsfall bezahlt werden. Daher gibt es einen Katalog mit 824 Ziffern (so genannten Gruppen) und 24 Zusatzentgelten. Jeden behandelten Patient müssen die Klinikärzte einer dieser Gruppen zuordnen. Sinn der Fallpauschalen ist es, den Wettbewerb im Gesundheitswesen zu stärken.	www.kbv.de
Fallseminar	Darunter versteht man eine Weiterbildungsmaßnahme mit konzeptionell vorgesehener Beteiligung jedes einzelnen Teilnehmers, wobei unter Anleitung eines Weiterbildungsbefugten anhand von vorgestellten Fallbeispielen und deren Erörterung Kenntnisse und Fähigkeiten sowie das dazugehörige Grundlagenwissen erweitert und gefestigt werden.	§ 2a Ziff. 3 MWBO
Fortbildung	Jeder Arzt ist berufsrechtlich verpflichtet, sich fortzubilden. Seit In-Kraft-Treten des GKV-Modernisierungsgesetzes am 01.01.2004 müssen Ärzte, Zahnärzte und Psychotherapeuten ihre Fortbildungen alle fünf Jahre gegenüber den Kassenärztlichen Vereinigungen belegen. Dazu werden die verschiedenen Maßnahmen nach einem Punktesystem bewertet. Durchschnittlich müssen im Jahr 50 Fortbildungspunkte gesammelt werden. Als Fortbildungen gelten von den Landesärztekammern zertifizierte Veranstaltungen.	www.kvsh.de
G-BA Gemeinsamer Bundesausschuss	Der gemeinsame Bundesausschuss (G-BA) ist ein Gremium der gemeinsamen Selbstverwaltung von Ärzten, Krankenkassen und Krankenhäusern. Seine Aufgabe ist es zu konkretisieren, welche ambulanten oder stationären medizinischen Leistungen ausreichend, zweckmäßig und wirtschaftlich sind und somit zum Leistungskatalog der Gesetzlichen Krankenversicherung gehören.	http://www.leitlinien.de/leitlinienmethodik/leitlinien-glossar/glossar
Gebiet	Ein definierter Teil in einer Fachrichtung der Medizin.	§ 2 Ziff. 2 MWBO
Gebiete der unmittelbaren Patientenversorgung	Allgemeinmedizin, Anästhesiologie, Augenheilkunde, Chirurgie, Frauenheilkunde und Geburtshilfe, Hals-Nasen-Ohrenheilkunde, Haut- und Geschlechtskrankheiten, Humangenetik, Innere Medizin, Kinder- und Jugendmedizin, Kinder- und Jugendpsychiatrie und -psychotherapie, Mund-Kiefer-Gesichtschirurgie, Neurochirurgie, Neurologie, Physikalische und Rehabilitative Medizin, Psychiatrie und Psychotherapie, Psychosomatische Medizin und Psychotherapie, Strahlentherapie, Urologie	§ 2a Ziff. 7 MWBO
Gesetzliche Krankenversicherung (GKV)	Etwa 90 Prozent der Bevölkerung sind über eine der gesetzlichen Kassen gegen Krankheitsrisiken abgesichert. Die Leistungsansprüche sind für alle Versicherten annähernd gleich und im SGB V geregelt.	www.kbv.de
Hausarzt	In Ärztekreisen wird immer wieder zwischen Haus- und Fachärzten unterschieden. Verwirrend dabei: Viele Hausärzte haben eine Facharztausbildung. Als Hausärzte bezeichnet man Ärzte für Allgemeinmedizin, hausärztlich tätige Internisten, Kinderärzte und Praktische Ärzte. Letztere sind Ärzte ohne Facharztausbildung. Man fasst diese Arztgruppen unter der Bezeichnung Hausärzte zusammen, weil sie an der hausärztlichen Versorgung teilnehmen. Mit der Gesundheitsreform 2000 sind getrennte Honorartöpfe für Haus- und Fachärzte eingeführt worden. Für den Patienten ist der Hausarzt oft die erste Anlaufstelle, denn gewöhnlich hat der den besten Überblick über die Krankengeschichte des Patienten.	www.kbv.de

Begriff	Definition	Quelle
Hippokratischer Eid	Dem Eid des Hippokrates ist jeder Arzt verpflichtet. Der Text ist der ärztlichen Berufsordnung in deutscher Übersetzung vorangestellt. Unter anderem beinhaltet er folgende Selbstverpflichtungen des Mediziners: sein Leben in den Dienst der Menschheit zu stellen, ihm anvertraute Geheimnisse zu wahren, die Patienten auf Grund ihrer Religion, Nationalität, Rasse oder Parteizugehörigkeit nicht unterschiedlich zu behandeln.	www.kbv.de
Honorar (in der GKV)	Jeder Vertragsarzt, der Patienten der gesetzlichen Krankenversicherung (GKV) behandelt, erhält ein Honorar. Dessen Höhe richtet sich unter anderem danach, welche Leistungen der Arzt im Abrechnungszeitraum wie häufig erbracht hat. Eine weitere Rolle spielt, welcher Fachgruppe der Mediziner angehört, ob er beispielsweise Kinderarzt oder Radiologe ist. Für jeden Arzt gibt es außerdem Mengenvorgaben, die er möglichst nicht überschreiten sollte (Budgets). Die Errechnung und Auszahlung des Honorars ist Aufgabe der Kassenärztlichen Vereinigungen (KVen).	www.kbv.de
Honorar (in der PKV)	Nicht nur für die Behandlung von Kassenpatienten, auch für die Betreuung von Patienten der privaten Krankenversicherung (PKV) erhält der Vertragsarzt ein Honorar. Der Weg des Geldes ist jedoch im Vergleich zur gesetzlichen Krankenversicherung (GKV) ein anderer: Der Arzt rechnet bei Privatpatienten mit diesen selbst ab. Die Rechnung können die privat Versicherten dann bei ihrer jeweiligen Krankenkasse zur Erstattung einreichen. Für die Höhe der Rechnung ist ausschlaggebend, welche Leistungen der Arzt erbracht hat und wie hoch diese in der Gebührenordnung (GOÄ) bewertet ist. Der Arzt darf bei schwierigen Behandlungen auch ein Mehrfaches des in der Gebührenordnung genannten Betrages berechnen.	www.kbv.de
Integrierte Versorgung (IV)	Mit dem GKV-Gesundheitsreformgesetz vom 01.01.2000 wurde erstmalig die Integrierte Versorgung (IV) im Gesundheitswesen ermöglicht. Darunter versteht man im Allgemeinen die interdisziplinäre und fachübergreifende Versorgung von Patienten über verschiedene Leistungssektoren hinweg. Im Besonderen ist die IV jedoch neben der hausarztzentrierten Versorgung und den Medizinischen Versorgungszentren eine eigene neue Versorgungs- und Kooperationsform, die in den Paragrafen 140a ff des Fünften Sozialgesetzbuchs (SGB V) geregelt ist. Demnach können Krankenkassen Direktverträge mit Vertragsärzten, Krankenhäusern und nichtärztlichen Gesundheitsberufen schließen – also ohne Beteiligung der Kassenärztlichen Vereinigungen.	www.kbv.de
IQWiG	Mit IQWiG kürzt sich das Institut für Qualität und Wirtschaftlichkeit im Gesundheitswesen ab. Seine Gründung schrieb das Gesetz zur Modernisierung der gesetzlichen Krankenversicherung (GMG) von 2004 fest. Das Institut ist eine Einrichtung der gemeinsamen Selbstverwaltung von Ärzten und Krankenkassen und arbeitet in Köln. Es soll das aktuelle Wissen über Diagnose- und Therapieverfahren bündeln, Leitlinien und den Nutzen von Arzneimitteln bewerten. Auf der Basis der evidenzbasierten Medizin erarbeitet das IQWiG auch die Grundlagen für neue Disease-Management-Programme (DMP), also strukturierte Behandlungsprogramme für chronisch Kranke. Es stellt außerdem Informationen für Bürger bereit.	www.kbv.de
Kassenarzt	Er ist irreführend, aber dennoch der gebräuchlichste Ausdruck für einen Arzt, der Versicherte der gesetzlichen Krankenkassen behandeln darf: der Terminus Kassenarzt. Da sich viele Menschen fälschlicherweise darunter einen Mediziner vorstellen, der bei den Krankenkassen angestellt ist, wurde vor einigen Jahren der Begriff Vertragsarzt eingeführt. Den benutzen aber bislang nur Fachleute. Jeder Vertragsarzt ist Mitglied einer Kassenärztlichen Vereinigung, die die von den Krankenkassen zur Verfügung gestellte Gesamtvergütung als Honorare an die Mitglieder auszahlt. Will sich ein Arzt als Vertragsarzt niederlassen, so darf er dies nur dort tun, wo es noch freie Arztsitze gibt.	www.kbv.de
Kassenärztliche Vereinigung (KV)	Alle Ärzte, die gesetzlich Krankenversicherte ambulant behandeln, müssen Mitglieder einer Kassenärztlichen Vereinigung (KV) sein. Diese hat dafür zu sorgen, dass die Versicherten in ihrer Region ausreichend und zweckmäßig versorgt werden. Von den Krankenkassen auf Länderebene erhalten sie dazu Geld. Das verteilen sie als leistungsbezogenes Honorar an die Ärzte.	www.kbv.de
Klassifizierung von Leitlinien	Leitlinien der Mitgliedsgesellschaften der AWMF werden in drei, auf die Entwicklungsmethodik bezogene Klassen eingeteilt: S1: von einer Expertengruppe im informellen Konsens erarbeitet (Ergebnis: Empfehlungen) S2: eine formale Konsensfindung („S2k") und/oder eine formale „Evidenz"-Recherche („S2e") hat stattgefunden S3: Leitlinie mit allen Elementen einer systematischen Entwicklung (Logik-, Entscheidungs- und „outcome"-Analyse). Nationale VersorgungsLeitlinien entsprechen methodisch der Klasse S3.	http://www.leitlinien.de/leitlinienmethodik/leitlinien-glossar/glossar?search_letter=k
Körperschaft des öffentlichen Rechts (K.d.ö.R)	Der Staat kann öffentliche Aufgaben an mitgliedschaftlich verfasste Körperschaften des öffentlichen Rechts übertragen. Diese finden hauptsächlich in sogenannten Selbstverwaltungsangelegenheiten Anwendung: Organisatorisch aus der staatlichen Verwaltungshierarchie ausgegliedert, sollen die öffentlich-rechtlichen Körperschaften ihre Aufgaben eigenverantwortlich regeln. Dabei behält sich der Staat die Rechtsaufsicht über sie und die Genehmigung ihrer Satzungen vor. Die Mitgliedschaft in einer Körperschaft ist für entsprechende Berufsgruppen verpflichtend, womit sich das Satzungsrecht und seine Verbindlichkeit automatisch auf alle erstreckt. Rechtsverstöße kann die Aufsichtsbehörde (zum Beispiel das Bundesministerium für Gesundheit) beanstanden. Neben den gesetzlichen Krankenkassen, Landesärzte- und Apothekenkammern sind auch die Kassenärztlichen Vereinigungen und die Kassenärztliche Bundesvereinigung kraft Gesetzes als K.d.ö.R. errichtet.	www.kbv.de

Begriff	Definition	Quelle
Kompetenz	Als Kompetenz bezeichnet man die Teilmenge der Inhalte eines Gebiets, die Gegenstand der Weiterbildung zum Erwerb von Kenntnissen, Erfahrungen und Fertigkeiten in einer Facharzt-, Schwerpunkt- oder Zusatzweiterbildung sind und durch Prüfung nachgewiesen werden.	§ 2a Ziff. 1 MWBO
Kostenerstattung	In der privaten Krankenversicherung ist es das Standardverfahren, in der gesetzlichen Krankenversicherung eine seltene Ausnahme: das Kostenerstattungsverfahren. Der privat Versicherte erhält vom Arzt eine Rechnung, begleicht sie und reicht sie bei seiner Krankenkasse ein, um den Gesamtbetrag oder einen Teil davon zurückzubekommen. Gesetzlich Versicherte hingegen erhalten gewöhnlich Leistungen, ohne mit den Kosten direkt konfrontiert zu werden. Dieses System heißt Sachleistungsprinzip. Allen Mitgliedern der gesetzlichen Kassen ist seit der Gesundheitsreform 2004 erlaubt, Kostenerstattung zu wählen. Dabei gilt jedoch: Die Kassen erstatten immer nur einen Betrag in der Höhe der Vergütung, die sie den Ärzten im Sachleistungssystem gezahlt hätten, abzüglich gesetzlicher Zuzahlungen und einem Abschlag für fehlende Wirtschaftlichkeitsprüfung und Verwaltungskosten. An eine Entscheidung zur Kostenerstattung ist der Versicherte für mindestens ein Jahr gebunden.	www.kbv.de
Landesausschuss der Ärzte und Krankenkassen	Der Landesausschuss der Ärzte und Krankenkassen überwacht die Einhaltung der Bedarfsplanung und stellt Über- bzw. Unterversorgung in Planungsbereichen fest. Zukünftig kann er auch innerhalb eines gesperrten Planungsbereichs einen lokalen Versorgungsbedarf feststellen.	§ 90 SGB V
Leitlinie	Leitlinien sind systematisch entwickelte Entscheidungshilfen über die angemessene ärztliche Vorgehensweise bei speziellen gesundheitlichen Problemen. Sie stellen den nach einem definierten, transparent gemachten Vorgehen erzielten Konsens mehrerer Experten aus unterschiedlichen Fachbereichen und Arbeitsgruppen (gegebenenfalls unter Berücksichtigung von Patienten) zu bestimmten ärztlichen Vorgehensweisen dar und geben wissenschaftlich begründete und praxisorientierte Handlungsempfehlungen.	Dt. Ärzteblatt 1997; 94 (33)
Marburger Bund	Der Marburger Bund ist die gewerkschaftliche, gesundheits- und berufspolitische Interessenvertretung aller angestellten und beamteten Ärztinnen und Ärzte in Deutschland.	www.marburger-bund.de
Medizinisches Versorgungszentrum (MVZ)	Ein Medizinisches Versorgungszentrum (MVZ) ist eine fachübergreifende, ärztlich geleitete Einrichtung, in der im Arztregister eingetragene Ärzte als Angestellte oder Vertragsärzte tätig sind.	www.kbv.de
Me-Too-Präperate	Me-Too-Präparate (englisch, wörtlich: Ich-auch-Präparate) sind Arzneistoffe, die pharmakologisch ähnliche oder gleichwertige Wirkungen haben wie bereits existierende Medikamente. Sie bieten gewöhnlich keine besonderen therapeutischen Vorteile gegenüber dem Ursprungsmedikament, sind aber oft wesentlich teurer. Eine andere gängige Bezeichnung für das Me-Too-Präparat ist Analogpräparat.	www.kbv.de
Morbidität	Morbidität ist ein statistischer Begriff in der Medizin, der, bezogen auf eine bestimmte Bevölkerungsgruppe, die Häufigkeiten von Erkrankungen zu einem Zeitpunkt oder in einem definierten Zeitraum erfasst. Die Morbidität hat seit 2009 einen Einfluss auf die Zahlungen der gesetzlichen Krankenkassen an die Kassenärztlichen Vereinigungen (siehe auch Gesamtvergütung)	www.kbv.de
Niederlassung	Die Niederlassung ist der Ort, an dem der Arzt die zur Ausübung seines Berufes notwendigen Räumlichkeiten vorhält, Sprechstunden ankündigt und regelmäßig erreichbar ist.	§ 17 Abs. 1 MBO
Notfallaufnahme	Unter Notfallaufnahme wird die Funktionseinheit eines Akutkrankenhauses verstanden, in welcher Patienten zur Erkennung bedrohlicher Krankheitszustände einer Erstuntersuchung bzw. Erstbehandlung unterzogen werden, um Notwendigkeit und Art der weiteren medizinischen Versorgung festzustellen.	§ 2a Ziff. 6 MWBO
Off-Label-Use	Jedes Medikament ist für ein klar umgrenztes Anwendungsgebiet zugelassen. Die Anwendungsbereiche, für die die Pharmahersteller die Zulassung beantragen, sind aus wirtschaftlichen Überlegungen oftmals eng gefasst, da Studien zu großen Anwendungsgebieten mit hohen Kosten verbunden sind. Wird ein Arzneimittel außerhalb seiner Zulassung eingesetzt, spricht man von Off-Label-Use.	www.kbv.de
OTC-Präperat	Diese Abkürzung steht für over the counter, englisch für über den Ladentisch. Gemeint sind Präparate, die Patienten rezeptfrei in Apotheken kaufen können. Seit der Gesundheitsreform 2004 gilt, dass die Patienten fast alle OTC-Präparate, auch wenn der Arzt sie verschreibt, aus der eigenen Tasche bezahlen. Ausnahmen gelten für Kinder unter zwölf Jahren.	www.kbv.de
Poliklinik	Polikliniken waren noch in den 1990er Jahren in Ost- und Westdeutschland unterschiedliche Einrichtungen. Im Westen verstand man darunter die Institutsambulanz einer medizinischen Hochschule, die zur ambulanten ärztlichen Behandlung ermächtigt werden konnte. Im Osten dienten Polikliniken der ambulanten ärztlichen Versorgung der Bevölkerung. Das Modell der neuen medizinischen Versorgungszentren ist ihrem Vorbild nachempfunden.	www.kbv.de
Praxisgemeinschaft	Bei einer Praxisgemeinschaft schließen sich zwei oder mehrere Vertragsärzte gleicher oder verschiedener Fachgebiete zusammen, um Räume, Geräte und Personal gemeinsam zu nutzen. Ansonsten arbeiten sie getrennt voneinander: Sie führen jeweils eine eigene Patientenkartei und behandeln ihren eigenen Patientenstamm. Auch die Abrechnung erfolgt separat.	www.kbv.de

Begriff	Definition	Quelle
Private Krankenversicherung (PKV)	Bei den einzelnen Versicherungsunternehmen der PKV sind rund zehn Prozent der Bevölkerung versichert, zumeist Selbstständige und Beamte. Auch gut verdienende Arbeitnehmer sind bisweilen in der PKV versichert, denn wer oberhalb der sogenannten Versicherungspflichtgrenze von 4.012,50 Euro im Monat liegt, kann auch zu den Privaten wechseln. Einen gemeinsamen Leistungskatalog und eine kostenlose Familienmitversicherung kennt die PKV nicht: Für jeden Versicherten werden individuelle Verträge geschlossen. Die jeweilige Beitragshöhe richtet sich nach den gewählten Versicherungsleistungen, dem Alter, dem Geschlecht und dem Gesundheitszustand des Versicherten.	www.kbv.de
Rabattvertrag	Krankenkassen können mit Arzneimittelherstellern Rabattverträge über deren Produkte schließen. Durch ein solches Abkommen werden Arzneimittel für die Kassen billiger. Dabei gehen die Kassen unterschiedlich vor. Während die einen Verträge über spezifische Wirkstoffe ausschreiben, schließen andere Vereinbarungen mit einem bestimmten Hersteller über dessen Produktpalette. Zwar gibt es Rabattverträge schon länger, aber erst seit dem 1.04.2007 sind Apotheken verpflichtet (sofern der verschreibende Arzt dies nicht ausschließt), ein verordnetes Arzneimittel durch ein wirkstoffgleiches Präparat auszutauschen, wenn die Krankenkasse des Patienten einen Rabattvertrag dazu geschlossen hat.	www.kbv.de
Regelleistungsvolumen	Regelleistungsvolumen (RLV) sind Obergrenzen, bis zu denen die Leistungen einer Arztpraxis nach einem festen Punktwert zu vergüten sind. Die RLV werden sowohl arztindividuell als auch nach Fachzugehörigkeit festgelegt. Überschreitet ein Arzt sein RLV, erhält er für alle darüber hinausgehenden Leistungen abgestaffelte Preise.	www.kbv.de
Richtlinie	Der Begriff Richtlinie beschreibt Regelungen des Handelns oder Unterlassens, die von einer rechtlich legitimierten Institution konsentiert, schriftlich fixiert und veröffentlicht wurden, für den Rechtsraum dieser Institution verbindlich sind und deren Nichtbeachtung definierte Sanktionen nach sich zieht.	Dt. Ärzteblatt 1997; 94 (33)
Risikostrukturausgleich	Der 1994 eingeführte Risikostrukturausgleich (RSA) ist ein Finanzausgleich zwischen den Krankenkassen. Er soll verhindern, dass Kassen mit besonders vielen kranken oder einkommensschwachen Versicherten einen Wettbewerbsnachteil gegenüber Konkurrenten mit gesunden oder einkommensstarken Versicherten haben.	www.kbv.de
Rote Liste	Die Rote Liste ist ein Verzeichnis von Arzneimitteln für Deutschland. Sortiert ist die Liste nach Anwendungsgebieten und Wirkstoffgruppen. Aufgeführt werden alle relevanten Fakten rund um die Arzneimittel, beispielsweise die Zusammensetzung, Gegenanzeigen und Nebenwirkungen. Auch die Preise, zu denen die Präparate an einem bestimmten Stichtag abgegeben wurden, sind angegeben. Benutzt wird das tatsächlich rote Nachschlagewerk vor allem von niedergelassenen Ärzten.	www.kbv.de
Sachleistungsprinzip	Wer gesetzlich krankenversichert ist, hat Anspruch darauf, beim Arzt und Zahnarzt kostenfrei behandelt zu werden sowie verordnete Arznei-, Heil- und Hilfsmittel ausgehändigt zu bekommen, ohne sie bezahlen zu müssen. Gesetzlich erlaubt sind allerdings Zuzahlungen. Der Arzt bekommt sein Honorar nicht direkt vom Patienten, sondern von den Kassenärztlichen Vereinigungen, die für diesen Zweck Gelder von den Krankenkassen erhalten. Das System ist für den Versicherten praktisch, lässt ihn aber über die von ihm verursachten Kosten im Unklaren. Deswegen haben sich die Ärzte immer wieder für eine Kostenerstattung stark gemacht. Auf Wunsch kann ein Patient eine sogenannte Patientenquittung vom Arzt verlangen, die ihm eine Übersicht über die Behandlungskosten liefert. Krankenkassen können ihren Mitgliedern zudem Kostenerstattungstarife anbieten – das Sachleistungsprinzip gilt dann nicht mehr	www.kbv.de
Schwerpunkt	Ein Schwerpunkt ist eine weitere Spezialisierung innerhalb eines Gebiets. Der Arzt erwirbt die entsprechenden Kenntnisse zusätzlich zur Weiterbildung zum Facharzt. Den Schwerpunkt darf er auf dem Praxisschild ausweisen.	www.kbv.de
SGB V / Fünftes Sozialgesetzbuch	Das SGB V (Fünftes Sozialgesetzbuch) regelt die gesetzliche Krankenversicherung.	www.kbv.de
Sicherstellungsauftrag	Jeder gesetzlich Versicherte findet rund um die Uhr in seiner Nähe einen Spezialisten, der ihn ambulant behandelt. Das gewährleisten die Kassenärztlichen Vereinigungen. Sie haben den sogenannten Sicherstellungsauftrag.	www.kbv.de
Spitzenverband Bund der Krankenkassen (SpiBu) / GKV-Spitzenverband	Der Spitzenverband Bund der (gesetzlichen) Krankenversicherung (GKV-Spitzenverband) vertritt seit dem 1.07.2008 die Belange der GKV auf Bundesebene. In dieser Funktion löst er die bisherigen Spitzenverbände der Krankenkassen ab. Mit der Kassenärztlichen Bundesvereinigung (KBV) verhandelt und schließt er den Bundesmantelvertrag für die vertragsärztliche Versorgung der gesetzlich Versicherten.	www.kbv.de
Stationärer Bereich	Der stationäre Bereich umfasst Einrichtungen, in denen Patienten aufgenommen und/oder Tag und Nacht durchgängig ärztlich betreut werden; hierzu gehören insbesondere Krankenhausabteilungen, Rehabilitationskliniken und Belegabteilungen.	§ 2a Ziff. 4 MWBO

Begriff	Definition	Quelle
Weiterbildungsassistent	Unter einem Weiterbildungsassistenten versteht man einen Arzt, welcher eine in der WBO vorgesehene Zeit bei einem Vertragsarzt ableistet. Voraussetzung ist das Vorhandensein einer Weiterbildungsermächtigung beim Vertragsarzt. Die Anstellung muss durch die KV genehmigt werden. Zwischen Assistenten und Vertragsarzt besteht ein arbeitsvertragliches Verhältnis.	www.kvsh.de
Weiterbildungsbefugnis	Die Befugnis zur Weiterbildung wird einem Arzt dann erteilt, wenn er fachlich und persönlich dazu geeignet ist und eine mehrjährige Tätigkeit nach Abschluss der entsprechenden Weiterbildung nachweisen kann. Die Befugnis kann grundsätzlich nur für eine Facharztweiterbildung und/oder einen zugehörigen Schwerpunkt und/oder für eine Zusatzweiterbildung erteilt werden. Er darf dann im Rahmen seiner Befugnis und unter selbstverantwortlicher Leitung die Weiterbildung in einer von der Ärztekammer zugelassenen Weiterbildungsstätte durchführen.	§ 5 Ziff. 2 MWBO
Weiterbildungsordnung (WBO)	Sie bestimmt, neben den Inhalten die in der Assistenzzeit erlernt werden müssen, die Inhalte der jeweiligen Fächer und somit, welche Leistungen ein Facharzt erbringen muss. Die Bundesärztekammer hat eine Muster-WBO entwickelt, die sie immer wieder aktuellen Entwicklungen anpasst. Eine Muster-Weiterbildung ist ein Vorschlag, dem die Landesärztekammern folgen können, aber nicht müssen, wenn sie ihre eigene WBO mit Zustimmung ihrer Aufsichtsbehörden beschließen.	www.kbv.de
Weiterbildungsstätte	Eine zugelassene Weiterbildungsstätte ist eine Universitäts- oder Hochschulklinik sowie eine hierzu von der Ärztekammer zugelassene Einrichtung der ärztlichen Versorgung. Hierzu zählt auch die Praxis eines niedergelassenen Arztes.	§ 6 Ziff. 1 MWBO
Zusatzweiterbildung	Eine ärztliche Zusatzweiterbildung beinhaltet die Spezialisierung in Weiterbildungsinhalten, die zusätzlich zu den Facharzt- und Schwerpunktweiterbildungsinhalten abzuleisten sind, sofern nichts anderes geregelt ist. Wer in der Zusatzweiterbildung die vorgeschriebenen Weiterbildungsinhalte und -zeiten abgeleistet und in einer Prüfung die dafür erforderliche fachliche Kompetenz nachgewiesen hat, erhält eine Zusatzbezeichnung. Sind Weiterbildungszeiten gefordert, müssen diese zusätzlich zu den festgelegten Voraussetzungen zum Erwerb der Bezeichnung abgeleistet werden, sofern nichts anderes geregelt ist. Die Gebietsgrenzen fachärztlicher Tätigkeiten werden durch Zusatzweiterbildungen nicht erweitert.	§ 2 Ziff. 4 MWBO

6 Literaturverzeichnis

1. Approbationsordnung für Ärzte (ÄApprO 2002), Stand: 06.12.2011.

2. Ärztekammer Schleswig-Holstein mit den Mitteilungen der Ärztekammer Schleswig-Holstein, in: Schleswig-Holsteinisches Ärzteblatt, Heft 01/2009, S. 74-76.

3. Bundesärztekammer, URL: http://baek.de, Stand: 26.09.2011, Abruf: 22.03.2012.

4. Bundesärztekammer (2011): Tätigkeitsbericht 2010, Deutscher Ärzte-Verlag, Köln.

5. Bundesärzteordnung (BAÖ), Stand: 24.07.2010 | 983.

6. Bundesministerium für Gesundheit, URL: http://www.bmg.bund.de, Stand: 02.12.2010, Abruf: 22.03.2012.

7. Medical professionalism in the new millennium. A physicians` charter. Lancet (2002); 359:520-2.

8. Internisten im Netz, URL: http://www.internisten-im-netz.de, Stand: 22.03.2012, Abruf: 22.03.2012.

9. Köbberling, Johannes (2009): Deutsche Übersetzung: Bedeutung und Aufgaben der Inneren Medizin im Gesundheitswesen – ein Positionspapier der Europäischen Föderation für Innere Medizin (EFIM), in: Der Internist, Heft 08/2009, S. 1008-1009.

10. Korzilius, Heike (2011): Evaluation in der Weiterbildung – Im Ergebnis eine gute Zwei minus, in: Deutsches Ärzteblatt, Jg. 108, Heft 50. A 2694-2696.

11. Menelaou, Ourania (2009): Wege der Weiterbildung im Gebiet Innere Medizin und Allgemeinmedizin.

12. Mitrenga, Dieter/Menzel, Karl-Dieter/Schäfer, Robert D. (2009): Rechte und Pflichten der Weiterbilder, in: Rheinisches Ärzteblatt, Heft 08/2009, S. 12-15.

13. (Muster-) Berufsordnung (1997): i. d. F. der Beschlüsse des 114. Deutschen Ärztetages 2011 in Kiel.

14. (Muster-)Satzungsregelung, Fortbildung und Fortbildungszertifikat, Stand: 20.05.2004.

15. (Muster-) Weiterbildungsordnung (2003), Stand: 25.06.2010.

16. Schröter, Thomas (2008): Zwischen Basisversorgung und Spezialisierung – Geschichte und Zukunft des Berufsbildes Internist, in: Ärzteblatt Thüringen, 19. Jahrgang, Ausgabe 05/2008, S. 265-267.

17. Schuster, H.-P.: Quo vadis Innere Medizin, in: Medizinische Klinik 2008, 103:55-64(Nr. 1).

18. Sozialgesetzbuch (SGB) Fünftes Buch (V) (2012), 17. Auflage, Altötting, KKF-Verlag.

19. Weiterbildungsordnung der Landesärztekammer Baden-Württemberg vom 15.03.2006 (Stand: 01.04.2011), S. 71-89.

20. Weiterbildungsordnung für die Ärzte Bayerns vom 24.04.2004 (Stand: 16.10.2011), S. 30-36.

21. Weiterbildungsordnung der Ärztekammer Berlin vom 16.06.2004 (Stand: 13.03.2010), S. 41-51.

22. Weiterbildungsordnung der Landesärztekammer Brandenburg vom 26.10.2005 (Stand: 10.09.2011), S. 28-36.

23. Weiterbildungsordnung für Ärztinnen und Ärzte im Land Bremen vom 01.04.2005 (Stand: 27.08.2011), S. 30-37.

24. Weiterbildungsordnung der Hamburger Ärzte und Ärztinnen vom 21.02.2005 (Stand: 24.10.2011), S. 37-46.

25. Weiterbildungsordnung für Ärztinnen und Ärzte in Hessen vom 15.08.2005 (Stand: 01.01.2012), S. 27-33.

26. Weiterbildungsordnung der Ärztekammer Mecklenburg-Vorpommern vom 20.06.2005 (Stand: 15.06.2011), S. 30-37.

27. Weiterbildungsordnung der Ärztekammer Niedersachsen vom 27.11.2007 (Stand: 01.02.2011), S. 41-51.

28. Weiterbildungsordnung für die nordrheinischen Ärztinnen und Ärzte vom 01.10.2005 (Stand: 01.01.2012).

29. Weiterbildungsordnung für die Ärztinnen und Ärzte in Rheinland-Pfalz vom 05.05.2004 (Stand: 02.02.2012), S. 33-41.

30. Weiterbildungsordnung für die Ärztinnen und Ärzte des Saarlandes vom 15.12.2044 (Stand: 02.09.2008), S. 50-64.

31. Weiterbildungsordnung der Sächsischen Landesärztekammer vom 26.11.2005 (Stand: 23.11.2011), S. 17-21.

32. Weiterbildungsordnung der Ärztekammer Sachsen-Anhalt vom 16.04.2005 (Stand: 13.05.2011), S. 49-60.

33. Weiterbildungsordnung der Ärztekammer Schleswig-Holstein vom 15.06.2005 (Stand: 25.05.2011), S. 63-76.

34. Weiterbildungsordnung der Landesärztekammer Thüringen vom 29.03.2005 (Stand: 14.07.2011), S. 52-68.

35. Weiterbildungsordnung der Ärztekammer Westfalen-Lippe vom 09.04.2005 (Stand: 01.01.2012), S. 62-82.

36. Zulassungsverordnung für Vertragsärzte (Ärzte-ZV) vom 28.05.1957 (BGB1 I, S. 572, 608), zuletzt geändert durch Artikel 9 des Gesetzes zur Verbesserung der Versorgungsstrukturen in der gesetzlichen Krankenversicherung (GKV-Versorgungsstrukturgesetz – GKV-VStG) vom 28.12.2011 (BGBl. I S. 3016).

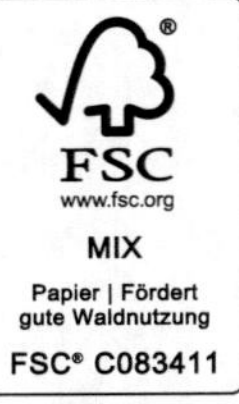

Zeitfracht Medien GmbH
Ferdinand-Jühlke-Straße 7
99095 Erfurt, Deutschland
produktsicherheit@kolibri360.de